제대로 알고 먹는
약과
음식

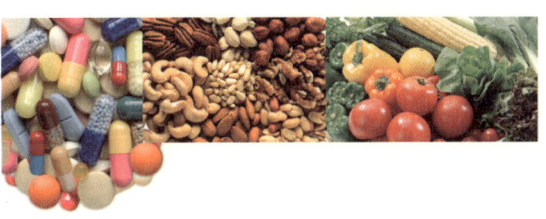

제대로 알고 먹는
약과 음식

지은이 | 배송자 · 윤정현 · 정복미 공저
펴낸이 | 배기순
펴낸곳 | 하남출판사

초판1쇄 발행 | 2013년 2월 28일
등록번호 | 제10-0221호

서울시 종로구 관훈동 198-16 남도B/D 302호
전화 (02)720-3211(代) | 팩스 (02)720-0312
홈페이지 http://www.hnp.co.kr
e-mail: hanamp@chollian.net, hanam@hnp.co.kr

ⓒ 배송자 · 윤정현 · 정복미, 2013

ISBN 978-89-7534-222-6(13590)

※ 잘못된 책은 교환하여 드립니다.
※ 이 책의 무단전재와 무단복제를 금합니다.

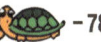 — 78

제대로 알고 먹는
약과 음식

배송자·윤정현·정복미 공저

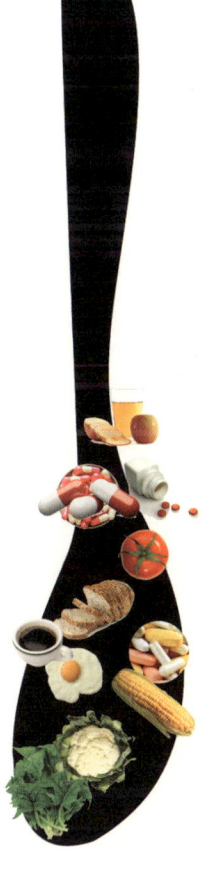

하남출판사

머리말

약물과 음식의 올바른 상호작용

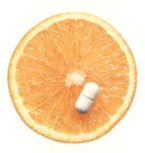

　최근, 약물의 연구개발이 끊임없이 진행되고 있으며, 건강한 식생활을 위한 다양한 식품들도 쏟아져 나오고 있다. 이와 같은 현상은 건강한 생활을 유지하려는 현대인들의 욕구에서 비롯된 결과이다.

　이 중 약물의 경우, 그 약효는 약의 성질과 용량, 투여방법 및 약과 함께 먹는 음식의 내용에 따라서 달라지는데, 질병에 따른 약의 성질이나 용량, 투여방법 등은 처방을 받을 당시 전문가의 도움을 받을 수 있지만, 함께 섭취하는 음식과 약물의 상관관계에 대해서는 일반인들이 많은 정보를 갖지 못하고 있는 것이 현실이다.

　약물이 인체 내에 흡수되어 나타나는 여러 반응 중 대표적인 것으로는, 다양한 음식의 섭취와 약물의 복용 시기에 영향을 받는 「약물과 음식의 상호작용」, 두 종류 이상의 약물을 동시 복용할 경우 약리 효과를 증감시키는 「약물과 약물간의 상호작용」 및 「약물과 질병과의 상호작용」 등을 들 수 있다. 이 중 특히 경구(經口)로 투여되는 약물과 음식의 상호작용은 현대인의 바람직한 건강유지를 위해 필수적인 중요 논제가 아닐 수 없다. 때문에 이 책에서는 질병을 치유하기 위해 투여되는 약물과 음식의 상호작용에 대해 중점적으로 다루었다.

우리는 날마다 다양한 음식과 약물을 접하게 된다. 따라서 질병의 예방과 관리 측면에서 보면, 복용하는 약물과 음식의 상호작용을 올바르게 이해하는 것이 건강을 유지하는데 아주 중요한 사항이라고 할 수 있다.

이는 특정식품 속에 함유된 성분이 현재 복용하는 약물과 상호작용을 일으키거나 식품 속의 어떤 성분이 약물과 유사한 작용을 할 수도 있으며, 또 식사의 종류에 따라 적절한 약의 복용 시기를 설정하는 일이 약물의 흡수 면에서 아주 중요한 요소가 되기 때문이다.

약물은 주로 소화관 점막에서 흡수되므로 소화관의 상태에 따라 그 흡수과정이 크게 영향을 받는다. 약물이 체내로 흡수되는 주요 기관인 소화관은 또한 식품의 소화와 흡수도 이루어지므로 소화관의 상태에 따라 섭취한 음식이나 약물의 흡수량, 그리고 그 흡수양상이 바뀌게 되는 것이다. 이와 같은 현상은 위 내용물의 배출속도, 소화관의 혈류속도, 소화액의 분비, 소화관 내의 pH 등이 음식에 의해 변화하는 생체측면적 요인과 음식 중의 성분과 약물이 물리·화학적 변화를 일으키는 약물측면적 요인으로 나눠진다.

일반적으로 소화관에서는 식후에 간으로의 혈류량 증대, 담즙 등의 소화액 분비증가 및 소화관 운동 촉진 등의 작용이 일어난다. 때문에 이와 동시에 약물이 투여되면 약리작용이 증가하게 되고, 또 지방이 많은 식사를 할 경우에는 담즙의 분비가 증가되어 지용성 약물의 흡수가 촉진되기도 한다. 즉 같은 약물이라도 식전, 식후 및 식간 등의 복용 시기에 따라 그 흡수양상이 달라지는 것이다. 때문에 음식 섭취 후 적당한 시기에 약물을 투여하는 것은 임상에서 극히 중요한 요소이다.

한 예로 음식과 함께 복용할 경우 혈중 농도가 저하되는 약물이 있다. 즉 식사와 동시에 이 약물이 인체에 투여되면 위내에서 오랫동안 머무르게 되고 위산에 의한 약물 분해가 촉진되어 인체 흡수 저하 현상이 일어나게 되는데, 이때 이 약물과 함께 섭취한 음식은 약물의 혈중 농도를 감소시키는 요인이 된다. 때문에 이와 같은 경우에는 식전이나 식간을 이용해 약물을 복용해야 한다.

이와는 반대로 식후에 투여하게 되면 약물의 혈중 농도가 증대되어 바람직하지 못한 효력을 내는 약물도 있다. 식후에는 소화관에서부터 간으로의 혈류 속도가 증가하므로 전반적으로 혈장 중 약물 이행양이 많이 나타나기 때문이다.

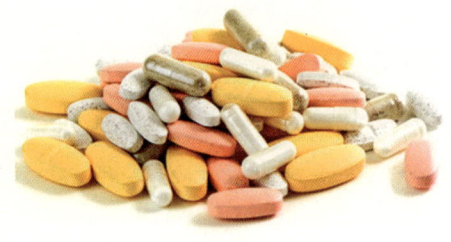

이 책은 약물과 음식의 이와 같은 여러 상호작용을 고려하여, 우선 현대 사회에서 발병 가능한 다양한 질병들

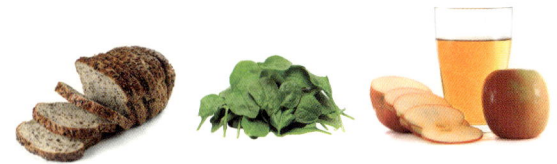

을 모아 심장 질환 치료제, 내분비계 질환 치료제, 혈액 질환 치료제, 경구 피임제, 해열 진통 소염제, 관절성 질환 치료제, 감염성 질환 치료제, 소화기계 질환 치료제, 알레르기 질환 치료제, 호흡기계 질환 치료제, 신경계 질환 치료제 및 정신계 질환 치료제 등의 각 질환 그룹으로 우선 나누었다.

  이와 더불어 각 질병에 따른 병리와 해당 약물명을 세부적으로 설명하였으며, 식사 전후 혹은 식간에 따른 약물의 투여시기와 복용 방법, 그리고 약물의 성질에 맞추어 가능한 한 주의하여야 하는 식품과 추천하고 싶은 식품을 열거하고 이에 따른 바람직한 식단을 작성하는 순으로 구성하였다.

  질병의 예방이나 치료를 위해 복용하는 약물이지만, 그 성질을 고려하지 않고 음식을 섭취하면 오히려 좋지 않은 결과를 초래할 수 있다. 특히 일상적인 식생활의 중요성이 더욱 강조되고 있는 요즈음 이 책의 내용이 독자들의 건강을 유지·관리하는데 중요한 동기부여가 되리라고 생각한다.

  참고로 이 책에서 언급하지 않은 질환 치료제도 약물과 음식과의 상호작용을 고려해야 함은 물론이며 기회가 닿으면 보충하고자 한다.

저자 서문

더 건강하고 풍성한 생활을 위하여

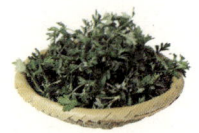

건강한 삶을 영위하는 것은 우리들의 최대 바람이다. 그러나 바람직하지 않은 생활습관과 식생활은 각종 암, 뇌혈관질환, 당뇨, 심장질환, 비만 등 만성퇴행성 질병의 원인이 된다. 이와 같은 여러 질병들과 그 치료에 쓰이는 다양한 약물들은 날마다 새로이 늘어가고 있으며, 그와 더불어 하루도 먹지 않으면 안 되는 음식들도 점점 다양해져 약물과 음식이 서로 여러 질병의 원인 제공자가 되는 악순환이 계속되고 있다.

경구를 통해 섭취되는 약물과 음식의 체내 상호작용은 최근에 우리 식생활은 물론 일상생활 전반에 걸친 관심의 대상이며 건강이 최우선인 생활 속의 화두로 떠오르고 있으며, 이는 필자의 오랜 관심의 대상이기도 하였다.

일반적으로 약물은 음식을 섭취하는 것과 마찬가지로 경구를 통해 인체에 유입된다. 때문에 그 상호작용의 중요성을 생각하지 않을 수 없다. 필자는 약물과 음식의 관계를 제대로 알고 섭취하는 것만으로도 건강에 많은 도움이 될 것으로 보며, 나아가 소홀하기 쉬운 약물과 음식의 상호작용을 잘 이해하고 실천하는 것이야 말로 현대인의 건강을 지키는 기본적이고도 필수적인 요소가 아닐까 생각한다.

약물과 음식의 경쟁적 저해작용 등을 고려하여 음식의 종류 및 섭취시기와 약물 투여시기를 조절하는 것은 약효를 최대로 높일 수 있는 조건이라고 생각된다. 이는 섭취한 음식의 내용과 약물 복용 시간의 상관관계에 따라 그 흡수량 및 흡수 패턴이 변화하고, 약물의 효과를 저하 혹은 증진시키기 때문이다.

한 가지 예로 혈액응고를 풀어주는 혈액응고 억제제인 와파린(wafarin)을 복용하는 뇌경색 환자는 브로콜리, 양배추 등의 십자화과(배추과) 식물의 섭취를 제한하는 것이 좋다. 이 식품들은 뇌경색 치료에 반하는, 즉 혈액을 응고시키는 비타민 K를 비교적 많이 함유하고 있기 때문이다.

또 다른 예로 일반 혈압강하제를 복용하는 환자는 알코올 음용을 자제하는 것이 좋은데, 그 이유는 알코올이 혈압을 떨어뜨리는 성질이 있어 혈압강하제와 알코올을 동시 복용하게 되면 혈압을 낮추는 효과가 배가되어 어지러움, 실신 등의 부작용이 유발되기 때문이다.

바쁘게 살아가는 현대인들은 약물과 음식을 별개의 문제로 생각한다. 건강에 관심이 있는 사람들조차도 특별히 전문가의 관리를 받는 경우를 제외하고는 약 먹는 시간을 제대로 지키거나, 약물과 음식과의 관계를 생각하면서 섭취하는 경우가 매우 드물다.

그러나 약물의 고유 성분과 음식에 함유되어 있는 영양소의 상호작용은 건강하게 살고자 하는 현대인들이 반드시 알아두어야 할 필수 요소이다. 때문에 이와 같은 책이 의약업 전문인은 물론 일반인들의 건강지침서로서 많은 도움이 되기를 바란다.

필자는 오래 전부터 약물과 음식의 상호작용에 주목하고, 이들의 지혜로운 섭취에 대해 관심을 가지고 연구해 왔다. 그리고 이 같은 연구 내용과 관련 정보들을 수집하여 『제대로 알고 먹는 약과 음식』이란 제목으로 이 한 권의 책을 엮게 되었다.

이 책은 현대 생활에서 발병 가능성이 많은 주요 질병들을 각 질환별로 나열하고, 질병 치료시에 복용하게 되는 약물과 해당 약물을 복용하면서 주의하여야 할 식품 및 추천식품 등을 열거하였다. 또한 추천식품을 기준으로 식단을 구성하여 일반 독자들이 생활 속에서 쉽게 응용할 수 있도록 구성하였다.

이 책의 공동저자인 부산대학교 약학부의 윤정현 교수는 질병에 따른 약물명을 중심으로 책의 내용을 보완하였고, 전남대학교 식품영양학과 정복미 교수는 질병 치유에 도움이 되는 식품을 중심으로 식단을 작성하였다. 또 신라대학교 산업디자인학과 김기수 교수는 본문에 삽입되는 일러스트를 기꺼이 맡아주었다. 책을 위해 함께 힘써 주신 분들의 노고에 감사드리며, 출판을 맡아주신 하남출판사 배기순 사장님 이하 여러분에게도 깊이 감사드린다.

이 책을 통하여 독자 스스로가 좀 더 바람직한 식생활을 영유하고, 질병을 효과적으로 예방, 관리하여 더욱 건강하고 풍성한 일상생활을 할 수 있기 바란다.

2013. 1월

대표 저자 배송자

머리말 약물과 음식의 올바른 상호작용 4
저자 서문 더 건강하고 풍성한 생활을 위하여 8

목차

PART 1 심장 질환 치료제

01 고지혈증 치료제 18
02 고혈압 치료제 28
03 혈액응고 억제제 44
04 심부전 치료제 52

PART 2 내분비계 질환 치료제

05 당뇨병 치료제 60
06 갑상선 질환 치료제 70
07 골다공증 치료제 76
08 칼슘제 84

PART 3 혈액 질환 치료제

09 빈혈 치료제 92

PART 4 경구 피임제

10 경구 피임제 98

PART 5 해열 진통 소염제

11 해열 진통 소염제 106

PART 6 관절성 질환 치료제

12 통풍 치료제 120

PART 7 감염성 질환 치료제

13 세균감염 치료제(항생제) 128
14 결핵 치료제 140
15 진균감염 치료제 148

PART 8 소화기계 질환 치료제

16 위장질환 치료제 158
17 변비 치료제 166

PART 9 알레르기 질환 치료제

18 알레르기 질환 치료제(항히스타민제) 174

PART 10 호흡기계 질환 치료제

19 천식 치료제 180

PART 11 신경계 질환 치료제

20 파킨슨병 치료제 188
21 간질(뇌전증) 치료제 194

PART 12 정신계 질환 치료제

22 불안증 치료제 204
23 조울증 치료제 210
24 우울증 치료제 216
25 수면제 224

색인 약물명 색인 232
부록 1 한국인 영양섭취기준 238
부록 2 식품군별 대표식품의 1인 1회 분량 240

Ⅰ 일러두기 Ⅰ

* 이 책의 내용 구성은 각 질병의 병리와 해당 약물에 대한 설명 후 1) **약물명**, 2) **복용법**, 3) **식품**, 4) **추천식단**의 순으로 엮었다.
* 1) **약물명**의 경우 이 책에서 언급하지 않은 약물은 다음 기회에 보완하도록 한다.
* 3) **식품**의 경우 주의하여야 할 식품과 추천식품으로 나뉘어 소개되어 있다.
* 4) **추천식단**의 경우, ① 한국인 영양섭취기준[사]한국영양학회, 2010년](부록 참조)에 준하여 일반 성인 남녀별 기준으로 작성하였으며, 연령에 따라 영양 섭취기준이 조금씩 차이가 있으므로 1인 1회 섭취량을 조절해도 좋다.
  ② 각 약물 복용시 추천식단은 피하거나 주의하여야 할 식품을 제외한 균형식으로 작성한 것이므로 각자의 기호에 따라 다른 식품으로 대체 섭취할 수 있다. 1일과 2일로 제시된 2일간의 식단은 두 식단 중 하나를 선택하여 반복 섭취해도 좋다.
  ③ 식품의 1일 분량과 열량을 정확하게 정하기는 어렵다. 가정에 따라 조리법과 조미료의 사용량이 다르므로 열량에도 차이가 날 수 있다. 예를 들어 김치류의 경우 종류에 따라 1인 분량은 보통 30~45g이고 열량이 6~26kcal 정도로 차이가 있으므로 저자는 임의로 김치의 1인 분량은 평균 40g, 열량은 평균 15kcal로 정하였다.

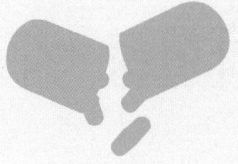

---- PART 1 ----

심장 질환 치료제

PART 1 심장 질환 치료제
01
고지혈증 치료제

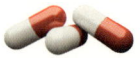

콜레스테롤이 몸 안에 지나치게 많이 존재하게 되면
고지혈증이 되고 혈관 벽이 딱딱하고 두꺼워져서 혈관이 좁아지면서
동맥경화증, 뇌졸중, 심혈관 질환 등이 유발된다.

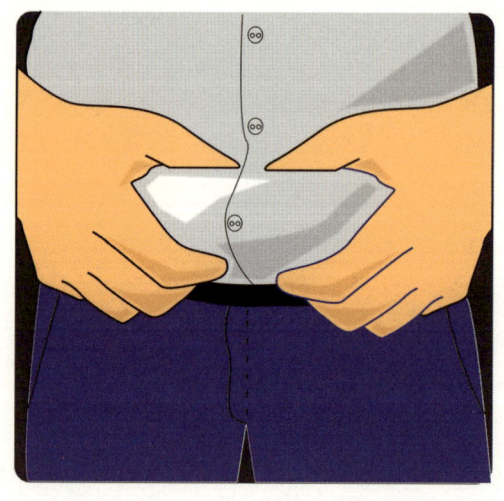

콜레스테롤은 우리 몸의 중요한 세포막 구성성분이며 성호르몬을 비롯한 스테로이드 호르몬, 담즙산, 비타민 D의 합성에 없어서는 안 되는 원료물질이다. 하지만 콜레스테롤이 몸 안에 지나치게 많이 존재하게 되면 혈관 벽에 쌓이게 되어 혈관 벽이 딱딱해지고 두꺼워져서 혈관이 좁아지게 되고 혈관이 손상되는 **동맥경화증**이 발생한다. 이로 인해 뇌졸중을 비롯하여 심혈관 질환이 유발되는 등 건강에 치명적인 해를 입힐 수도 있다.

이렇듯 체내에 콜레스테롤이 과도하게 많아지게 된 상태를 **고지혈증**이라고 한다. 고지혈증 치료제는 혈중 콜레스테롤을 낮추어 혈관을 깨끗하게 청소한다. 우리 몸에 존재하는 콜레스테롤은 저밀도지단백(LDL[1] 콜레스테롤), 중성지방(트리글리세라이드, TG[2]), 초저밀도지단백(VLDL[3] 콜레스테롤), 고밀도지단백(HDL[4] 콜레스테롤)으로 나눌 수 있다.

이 중에서 LDL 콜레스테롤, 중성지방, VLDL 콜레스테롤의 수치가 높아지면 동맥경화증을 유발하는데, 특히 **LDL 콜레스테롤**은 심혈관 질환을 유발시키는 위험인자이므로 '**나쁜 콜레스테롤**'이라 불리고, 반면에 **HDL 콜레스테롤**은 말초혈관에 쌓인 콜레스테롤을 간으로 운반, 처리하는 청소부 역할을 하며 심혈관 질환을 예방하는 작용을 가지고 있어 건강에 이롭기 때문에 '**좋은 콜레스테롤**'이라 불린다.

---

1 LDL Low-density lipoprotein
2 TG Triglyceride
3 VLDL Very low-density lipoprotein
4 HDL High-density lipoprotein

병원에서는 혈액검사를 통해 총콜레스테롤(TC), 중성지방(TG), HDL 및 LDL 콜레스테롤 등 각각의 혈중농도를 알 수 있다. 이러한 콜레스테롤의 수치가 비정상적일 경우 약물을 사용하여 치료하게 되는데, 치료해야 하는 콜레스테롤의 종류에 따라 사용하는 약물이 달라지게 된다. 하지만, LDL 콜레스테롤이 정상범위보다 높을 경우 무엇보다도 가장 먼저 이 콜레스테롤을 낮추어야 하는데, LDL 콜레스테롤을 낮춤으로써 심혈관 질환을 예방하고 이에 따른 사망률을 줄이는 효과가 뛰어나 최근 가장 많이 사용되고 있는 약물이 '스타틴'이라고 불리는 약물들이다. 이는 각 약물의 성분명이 스타틴으로 끝나기 때문에 붙여진 이름인데 지금까지 나와 있는 스타틴계 약물로는 로바스타틴, 심바스타틴, 아토르바스타틴, 로수바스타틴, 프라바스타틴, 플루바스타틴 등이 있다.

이들 약물들은 LDL 콜레스테롤을 낮추는 효력 등에 있어서 약간씩 차이가 나기는 하지만, 일정한 약물용량을 사용할 경우 심혈관 질환의 위험을 감소시키는 효과는 사용하는 약물과 상관없이 동일하게 나타난다. 또한 스타틴 약물들은 체내에서 약물의 효과가 지속되는 시간과 약물이 체내에서 분해되는 경로 등에 있어서도 차이가 있어 약물을 복용하는데 가장 좋은 시간이나 다른 약물과의 상호작용 등에서 조금씩 다를 수 있으므로, 본인의 건강상태 또는 현재 복용하고 있는 약물에 따라 조금씩 다른 약물이 처방될 수 있다.

심혈관 질환이 있거나 향후 발병위험이 높은 사람은 고지혈증 치료를 위해 반드시 약물치료를 받아야 하며, 이와 동시에 무엇보다도 **저지방, 저콜레스테롤 식이를 비롯한 운동, 체중조절 등 생활습관 개선**을 병행하여야 효과적인 치료효과를 볼 수 있다.

1) 약물명

많이 사용되는 스타틴 계열 약물

- 로바스타틴(lovastatin, 메바코 정)
- 심바스타틴(simvastatin, 조코 정)
- 아토르바스타틴(atorvastatin, 리피토 정)
- 로수바스타틴(rosuvastatin, 크레스토 정)
- 프라바스타틴(pravastatin, 메바로친 정)
- 플루바스타틴(fluvastatin, 레스콜 캡셀)

2) 복용법

스타틴계 약물 복용법

- 로바스타틴
  저녁식사와 함께 복용한다(음식물은 로바스타틴의 흡수를 증가시킨다).
- 심바스타틴
  식사와 상관없이 복용 가능하나 주로 저녁에 복용한다.
- 아토르바스타틴, 로수바스타틴
  식사와 상관없이 매일 정해진 시간에 복용한다.

아하! 그렇군요!

저녁에 복용하는 이유 : 우리 몸에서는 콜레스테롤 합성이 수면 중에 활발하게 진행되어 이른 아침에 최고에 달하게 된다. 따라서 약물의 효과가 최대로 나타내게 하기 위해서는 콜레스테롤 합성이 많은 시간대에 약물의 작용이 나타날 수 있도록 복용시간을 조절하는 것이 콜레스테롤 저하에 가장 효과적이다. 따라서 로바스타틴, 심바스타틴은 작용지속시간이 비교적 짧기 때문에 저녁시간에 복용하는 것이 좋으며, 아토르바스타틴, 로수바스타틴은 작용지속시간이 길기 때문에 하루 중 언제든지 복용하여도 약물의 효과가 유지될 수 있다.

> **알아두자!**
>
> 스타틴계 약물을 복용하는 동안 이런 증상이 나타나면 의료진에게 알리세요!
> ▶ 알 수 없는 피로감, 전신 쇠약감, 오심(속이 메슥거림), 구토, 식욕부진, 갈색뇨, 황달 등의 증상이 나타나면 간 손상의 가능성을 의심할 수 있으므로 약물복용을 중단하고 의사에게 알려서 간기능 검사를 받아야 한다.
> ▶ 이유를 설명할 수 없는 근육통이나 근육약화 등의 증상이 생길 경우 약물에 의한 근육 손상 또는 근육병증일 가능성이 있으므로 약물복용을 중단하고 의사에게 알려서 혈액검사를 받아야 한다.

3) 식품

(1) 주의하여야 할 식품

■ 자몽주스

약물을 분해하는 효소를 감소시켜 스타틴의 약효를 증가시킨다.

> **아하! 그렇군요!**
>
> 자몽주스에 함유되어 있는 나린긴(naringin, 23mg/100ml)[5], 나린게닌(naringenin, 2.7mg/100ml)[6]은 간에서 약물을 분해시키는 효소를 억제함으로써 약물의 혈중농도를 상승시키고 체내에 약물이 남아 있는 시간을 연장시킴으로써 약물의 부작용이 나타날 수 있는 가능성을 높인다. 소량의 자몽주스는 괜찮으나 하루에 480ml 정도(약 2병)의 자몽주스를 섭취할 경우 스타틴의 체내농도가 상승되어 이에 따른 약물부작용이 나타날 수 있는데, 특히 근육에 대한 부작용을 유발할 수 있다. 따라서 스타틴을 복용하는 동안에는 자몽주스를 아주 소량만 섭취하거나 피하는 것이 좋다.

■ 성요한초(St. John's wort, 세인트 존스 워트)

자몽주스와는 반대로 약물을 분해하는 효소를 증가시켜 스타틴의 약효가 감소할 수 있다.

---

[5] 나린긴(naringin) 자몽, 밀감 등에 함유된 쓴맛 성분
[6] 나린게닌(naringenin) 나린긴의 구성성분으로서 노란색 계통의 색소인 프라보노이드 생합성에 관여하는 효소

성요한초(St. John's wort) : 세인트 존스 워트

성요한초는 Hypericum perforatum에 속하는 다년생 식물로 '성요한초'라고 불리는데 이는 6월 24일 성요한 일에 노란색 꽃이 개화하기 때문에 붙여진 이름이다. 성요한초는 항우울증 작용이 있는 것으로 알려져 오랫동안 경증의 우울증 치료에 사용되어 왔으며, 그 외에도 항균, 항염증 작용도 있는 것으로 알려져 있다. 이는 '자연' 치료의 풀로서 유럽에서 우울증에 대한 대체의학용 식물로 사용된다(p. 24 그림 참조).

성요한초는 약물을 분해시키는데 중요한 간 효소의 활성을 증가시키는 작용이 있어 다른 약물들과 함께 복용할 경우 이들의 효과를 감소시킬 수 있는데, 이러한 약물들에는 경구 피임제, 우울증 치료제, 혈액 응고 치료제, 면역억제제, 항부정맥 약물, 스타틴 등 많은 약물들이 포함된다. 또한 성요한초는 체내의 세로토닌(serotonin)이라는 신경전달물질의 작용을 강화함으로써 우울증 치료에 사용되는데, 이와 유사한 작용을 가진 다른 약물(예, 우울증 치료제, 편두통 치료제, 중추신경흥분제, 일부 마약성분 등)들과 함께 복용하게 되면 '세로토닌 증후군(p. 221 참조)'이라는 심각한 부작용을 유발할 수 있다. 따라서 성요한초를 건강기능식품으로 복용하고 있는 사람은 반드시 이를 의료진에게 알려야 한다.

■ **홍국(red yeast rice)**

홍국에는 스타틴 계열의 약물과 동일한 성분이 함유되어 있어 스타틴과 함께 섭취할 경우 심각한 부작용이 유발될 수 있으므로 주의하여야 한다.

홍국(red yeast rice)

홍국은 '붉은색을 띠는 누룩'이라는 뜻으로 홍국균을 사용하여 발효시킨 붉은 쌀을 홍국이라고도 부른다. 홍국은 콜레스테롤 저하 작용이 있는 것으로 알려져 있는데, 이는 홍국에 스타틴 계열의 약물성분의 하나인 로바스타틴이 함유되어 있기 때문이다. 따라서 홍국을 다량 섭취하거나, 스타틴 계열의 고지혈증 약물을 복용하면서 홍국을 함께 복용할 경우에는 과량의 약물작용에 의한 심각한 부작용(예, 간독성, 근육 손상 및 근육병증)이 나타날 수 있다(p. 24 그림 참조).

그 외에도 홍국에는 우울증 치료제, 항생제, 진균감염 등에 사용되는 여러 약물성분들이 포함된 것으로 나타났다. 이에 따라 2007년 미국 식품의약품안전청(FDA)에서는 이러한 홍국의 판매와 사용에 대한 위험성을 경고한 바 있다.

■ 고지혈증 치료제 복용시 주의하여야 할 식품들

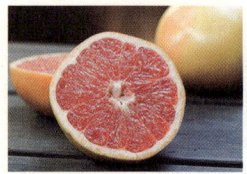
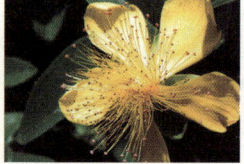
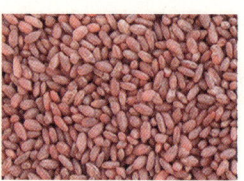

자몽주스   성요한초   홍국

(2) 추천하고 싶은 식품

주의하여야 할 식품을 제외하고 채소와 과일을 주로하여 지방과 콜레스테롤 함량이 낮은 식품을 섭취한다. 육류의 경우 기름기를 제거하고, 닭고기의 경우 껍질을 제거, 돼지고기의 경우 수육으로 조리해서 섭취한다.

❖ 콜레스테롤이 비교적 적은 식품
　(대상자: 혈중 콜레스테롤 200 mg/dl 이상인자)

식품	어림치	열량(kcal)	콜레스테롤(mg)	비고
광어	1토막	163	40	
대구	1토막	70	37	
도미	1토막	80	29	
청어	1토막	134	51	
민어	1토막	89	52	
참치	1토막	106	55	
삼치	1토막	134	62	
우유	1컵	150	33	P[7]/S[8]=0.05
치즈	1장	106	27	P/S=0.05

(P/S = 포화 지방산(S)과 불포화 지방산(P)의 비율이 1.0 이상이면 이상적 비율임)

---

[7] P 불포화 지방산(Poly unsaturated fatty acid)

[8] S 포화 지방산(Saturated fatty acid)

❖ 콜레스테롤이 없는 대표적 식품

식품	어림치	열량(kcal)	콜레스테롤(mg)	비고
각종 과일	1개	100	0	
각종 채소	1/2~1/3컵	20	0	(가지 0.3mg/30g 근대 0.5mg/45g 제외)
달걀 흰자	1개	16	0	
두부	1/5모	57	0	P/S=3.25
콩	1/4컵	55	0	
두유	1컵	120	0	
탈지유	1컵	106	0	

* 일반인들을 위한 하루 콜레스테롤 권장량 : 300mg 이하
* 환자들을 위한 하루 콜레스테롤 권장량 : 200mg 이하

■ 고지혈증 치료제 복용시 주의하여야 할 식품을 제외하고 모든 식품을 골고루 균형 있게 섭취한다.

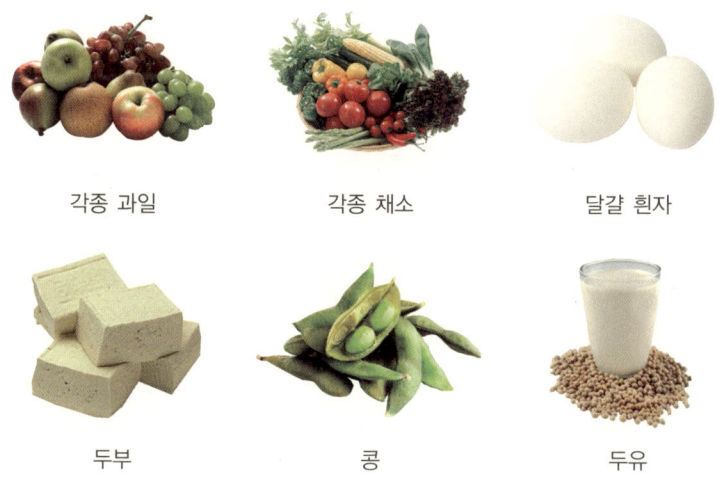

각종 과일   각종 채소   달걀 흰자

두부   콩   두유

4) 추천식단

고지혈증 치료제 복용시 추천하고 싶은 식품군으로 2일간의 식단을 구성하였다. 1일과 2일에 제시된 식단은 기호에 따라 두 식단 중 하나를 선택하여 반복 섭취하여도 좋다.

	1일	2일
아침	보리밥(210g/300kcal) 아욱국(*시래기국)(250g/38kcal) 가자미찜(100g/135kcal) 감자야채볶음(50g/36kcal) 양배추초무침(100g/33kcal) 배추김치(40g/15kcal)	쌀밥(210g/313kcal) 호박찌개(300g/150kcal) 임연수어구이(*조기구이) (100g/124kcal) 멸치볶음(30g/30kcal) 갓김치(*총각김치)(40g/15kcal)
간식	사과(200g/100kcal)	토마토(250g/35kcal)
점심	콩나물밥(+양념장) (830g/540kcal) 오이냉국(겨울의 경우 두부굴국이용) (100g/65kcal) 깍두기(40g/15kcal)	해초비빔밥(410g/500kcal) 두부된장국(210g/110kcal) 무초절임(50g/22kcal) 땅콩호두조림(30g/40kcal)
간식	두유(200g/118kcal)	요구르트(65g/45kcal)
저녁	잡곡밥(240g/334kcal) 쇠고기양배추당면국(210g/150kcal) 근대나물(*시금치나물)(50g/41kcal) 오이당근 스틱(40g/6kcal) 배추김치(40g/15kcal)	쌀밥(210g/313kcal) 무국(210g/134kcal) 어묵조림(100g/120kcal) 황태구이(100g/124kcal) 오이소박이(35g/6kcal)
전체 열량	1,941kcal	2,081kcal

* 한국인 영양섭취기준(한국영양학회, 2010)에 의하면 에너지(kcal) 하루 필요 추정량은 성인 남자(19~39세) 2600kcal, 성인 여자(19~39세) 2100kcal 로 정하고 있다(부록 참조 p.238).
  따라서 위 식단표에서 부족한 열량은 필요에 따라 식단 내의 음식량을 가감하여 맞추도록 한다. 예를 들어 위 표에서 **1일 식단**의 전체 열량 1,941kcal 인데, 이는 성인 남자의 하루 필요 열량에 659kcal가 부족한 수치이다. 이 수치를 식단 내의 음식량을 조절하여 맞추면 된다.
* ( )은 1인 분량과 열량을 나타내며 1인 1회 분량을 참조하면 된다.
  (부록 참조 p.240).
* (*)은 대체 음식을 나타낸다.
* 개인에 맞는 열량을 원하는 경우 음식섭취량과 음식 가짓수를 약간씩 변화시키면 원하는 열량을 얻을 수 있다.
* 육류보다는 생선과 야채 위주로 식단을 작성하는 것이 좋다.
* 김치의 경우는 가정에 따라 다르게 이용할 수 있다.

PART 1 심장 질환 치료제

02

고혈압 치료제

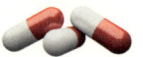

수축기 혈압이 140mmHg을 넘거나
이완기 혈압이 90mmHg을 넘으면 고혈압이다.
고혈압은 심부전, 뇌졸중 등 다양한 심혈관계 질환의 원인이 된다.

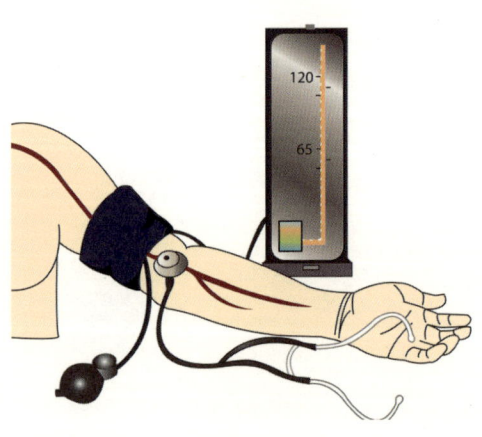

정상혈압은 **수축기 혈압**(심장이 수축할 때의 혈압으로 최고혈압)이 〈120mmHg이고 **이완기(확장기) 혈압**(심장이 이완하여 혈액을 채울 때의 혈압으로 최저혈압)이 〈80mmHg 일 때를 말하는데, 수축기 혈압이 **140mmHg**을 넘거나 이완기 혈압이 **90mmHg**을 넘으면 고혈압이라고 한다. 고혈압은 심부전, 뇌졸중 등 다양한 심혈관계 질환의 원인이 된다. 혈압을 낮추기 위해서는 다음과 같은 다양한 작용을 가진 약물들이 사용되는데, 많은 고혈압 환자에서는 혈압을 효과적으로 낮추기 위해 이들 약물들이 복합적으로 함께 사용되는 경우가 많다.

▧ 베타수용체(β-수용체) 차단제

베타수용체 차단제가 어떻게 혈압을 낮추는지에 대해서는 확실하게 밝혀지지 않았는데, 일반적으로 심장 박동수와 수축력을 감소시키고, 교감신경계의 베타수용체를 통하여 신장에서 분비되는 레닌이라는 물질을 억제함으로써 혈압을 낮추는 작용을 하는 것으로 알려져 있다. 이러한 베타수용체 차단제는 고혈압 뿐만 아니라 급성 심근경색의 치료 및 예방, 협심증, 부정맥, 심부전 등의 다양한 심혈관계 질환을 비롯하여 약물에 따라 편두통 예방, 진전(떨림) 등에도 사용되며, 국소용 안약은 녹내장에도 사용된다.

▧ 안지오텐신 전환효소 저해제
(Angiotensin Converting Enzyme)

안지오텐신 전환효소 저해제는 간단하게 'ACE 저해제'라고도 불린다.

우리 몸 안에 있는 '**안지오텐신 Ⅱ**'라는 물질은 강력한 혈관수축 작용을 비롯하여 알도스테론이라는 물질을 분비시켜 체내에 나트륨과 수분을 축적시키는 작용이 있는데 이 때문에 혈압이 올라가게 된다. '**ACE 저해제**'는 체내에서 안지오텐신 Ⅱ가 만들어지는데 관여하는 효소인 'ACE(Angiotensin Converting Enzyme)[1]'의 작용을 억제하여 결과적으로 안지오텐신 Ⅱ가 생성되는 것을 억제함으로써 혈관수축을 억제하고 혈압을 낮추게 된다.

---

[1] ACE(Angiotensin Converting Enzyme)
ACE 활성이 억제되면 혈관 수축작용이 있는 안지오텐신 Ⅱ의 생성이 억제되어 혈압을 낮추는 역할을 하게 된다.

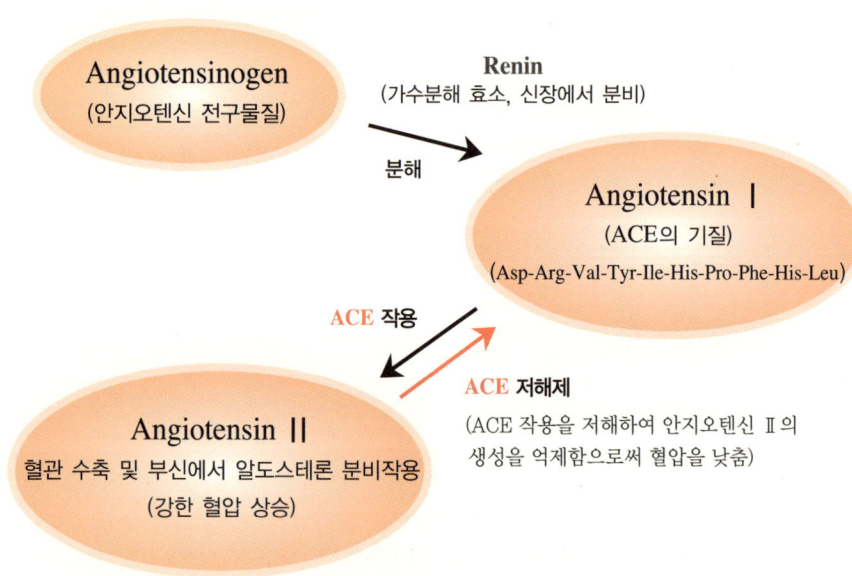

ACE의 역할
(Angiotensin Converting Enzyme의 mechanism)

▧ 안지오텐신 수용체 차단제

안지오텐신 수용체 차단제는 앞에서 언급한 강력한 혈관수축물질인 안지오텐신 Ⅱ가 결합하여 작용을 나타내는 수용체를 차단함으로써 안지오텐신 Ⅱ에 의한 혈관수축작용을 억제하여 혈압을 낮추는 작용을 한다. 안지오텐신 수용체 차단제는 약효 면에서 'ACE 저해제'와 거의 유사하며, 부작용 면에서도 기침을 유발하는 빈도가 낮다는 점을 제외하고는 'ACE 저해제'와 거의 유사한 작용을 나타낸다.

▧ 칼슘채널(통로) 차단제

칼슘채널 차단제는 칼슘을 세포 내로 운반하는 통로인 칼슘채널을 차단함으로써 혈관수축을 억제하고 혈관을 확장시킴으로써 혈압을 낮추는 작용을 한다. 또한 칼슘채널은 심장근육에도 존재하여 칼슘채널 차단제를 사용하게 되면 심장의 수축력을 저하시키고 비정상적인 심장박동을 조절할 수 있어서 부정맥 치료에도 사용된다.

▧ 이뇨제

이뇨제는 체내로부터 나트륨 성분의 배설을 촉진함으로써 이와 함께 물의 배설도 함께 촉진하여 소변의 양을 증가시키는 약물을 말한다. 따라서 이뇨제는 다양한 원인에 의한 부종(심부전, 간경화로 인한 복수, 신장질환 등)에 사용될 뿐만 아니라, 체액을 감소시켜 혈압을 낮추기 때문에 고혈압 치료제로도 많이 사용된다.

이뇨제는 신장에서 작용하는 부위에 따라 티아지드계(thiazide) 이뇨제, 고리 이뇨제, 칼륨보존 이뇨제 등으로 나뉘는데 이 중에서 혈압강하 효과가 뛰어나 고혈압 치료제로 가장 많이 사용되는 약물은 티아지드계(thiazide) 이뇨제이며, 부종을 완화시키는데 효과적인 약물은 고리 이뇨제이다.

여러 기전에 의해 쓰이는 각 약물들을 열거하면 다음과 같다.

1) 약물명

(1) 베타수용체 차단제 대표약물

- 아테놀올(atenolol, 테놀민 정)
- 프로프라놀올(propranolol, 인데놀 정)
- 메토프로롤(metoprolol, 베타록 정)
- 카르베딜롤(carvedilol, 딜라트렌 정)

(2) ACE 저해제 대표약물

- 캅토프릴(captopril, 카프릴 정)
- 모엑시프릴(moexipril, 유니바스크 정)
- 라미프릴(ramipril, 트리테이스 정)
- 퀴나프릴(quinapril, 아큐프릴 정)
- 에날라프릴(enalapril, 에나프린 정)
- 리시노프릴(lisinopril, 제스트릴 정)
- 페린도프릴(perindopril, 아서틸 정)
- 포시노프릴(fosinopril, 모노프릴 정)

(3) 안지오텐신 수용체 차단제 대표약물

- 로자탄(losartan, 코자 정)
- 발사르탄(valsartan, 디오반 정)
- 칸데사르탄(candesartan, 아타칸 정)

(4) 칼슘채널 차단제 대표약물

- 니페디핀(nifedipine, 아달라트 오로스 정, 아달라트 연진캅셀)
- 암로디핀(amlodipine, 노바스크 정)
- 니카르디핀(nicardipine, 페르디핀 정)
- 펠로디핀(felodipine, 스프렌딜 정)
- 딜티아젬(diltiazem, 헤르벤 정)
- 베라파밀(verapamil, 베렐란 서방캅셀)

(5) 이뇨제 대표약물

① 티아지드(thiazide) 이뇨제
- 하이드로클로르티아지드(HCTZ, 다이크로진 정)

② 고리 이뇨제
- 푸로세미드(furosemide, 라식스 정)
- 부메타니드(bumetanide, 부리넥스 정)
- 토라세미드(torasemide, 토렘 정)

③ 칼륨보존 이뇨제
- 스피로노락톤(spironolactone, 알닥톤 정)

2) 복용법

(1) 베타수용체 차단제 복용법 및 주의사항

- **아테놀올**
  - 음식물은 아테놀올의 생체이용률[2]을 약 30% 정도까지 감소시킬 수 있으나 제약회사에서는 식사와 관련해서 별다른 유의사항을 지정하고 있지 않다.
  - 칼슘제

> **아하! 그렇군요!**
>
> 칼슘은 아테놀올의 흡수를 방해할 수 있으므로 약물복용과 2시간의 간격을 두고 복용한다.

- **프로프라놀올**
  - 비타민 C(다량)

> **아하! 그렇군요!**
>
> 비타민 C는 프로프라놀올의 생체이용률을 감소시켜 약효를 감소시킨다. 따라서 프로프라놀올을 복용할 경우에는 다량의 비타민 C 복용을 주의하여야 하며, 비타민 C를 복용해야 하는 경우 복용 1시간 전에 프로프라놀올을 복용해야 한다.

  - 흡연

> **아하! 그렇군요!**
>
> 흡연은 간에서 약물분해효소를 증가시켜 프로프라놀올을 불활성화시킴으로써 프로프라놀올의 혈중농도와 약효가 감소하게 된다. 또한 담배를 피우던 사람이 갑자기 금연하게 되면 약물분해효소가 감소하여 프로프라놀올의 배설이 줄어들게 되어 약효가 증가되고 혈압이 평소보다 과도하게 떨어질 수 있으므로 주의하여야 한다.

- 카르베딜롤
  - 음식과 함께 복용한다.

  > 아하! 그렇군요!
  >
  > 카르베딜롤은 일반적인 베타수용체 차단제와 달리 혈관확장작용을 추가적으로 가지고 있어서 기립성 저혈압[3]이 발생하기 쉽다. 따라서 음식과 함께 복용하여 약물의 체내 흡수속도를 늦추게 되면 이러한 위험을 감소시킬 수 있다.

(2) 'ACE 저해제' 복용법

- 캅토프릴, 모엑시프릴
  - 음식물에 의해 흡수가 감소하므로 공복시 즉, 식사 1시간 전에 복용하는 것이 좋다.

- 에날라프릴, 리시노프릴, 라미프릴, 포시노프릴
  - 식사와 상관없이 복용 가능하다.

- 퀴나프릴
  - 고지방 식이와 함께 복용시 흡수가 감소(25~30%)된다.

- 페린도프릴
  - 음식물에 의해 활성약물(perindoprilat)로의 변화가 감소(43%)되므로 공복시, 식사 1시간 전에 복용하는 것이 좋다.

---

2 생체이용률(bioavailability) 약물이 체내에 흡수되는 속도와 정도
3 기립성 저혈압 기립시(일어날 때) 혈압조절기구의 장애로 혈압이 낮아져서 어지럽고 때로는 실신하게 되는 상태

(3) 칼슘채널 차단제 복용법

- **니카르디핀**
  - 음식물과 같이 섭취하면 흡수가 저하되므로 공복시 복용한다.

(4) 이뇨제 복용법

- **하이드로클로르티아지드**
  - 식사와 상관없이 복용 가능하나 음주를 피하도록 한다.

> **아하! 그렇군요!**
>
> 알코올은 혈압강하 작용이 있을 뿐 아니라 이뇨작용도 가지고 있으므로 이뇨제와 함께 복용하면 탈수를 유발할 수 있다.

- **푸로세미드**
  - 위장장애를 줄이기 위해 식사와 함께 복용한다.
    - 인삼 : 작용기전이나 정확한 상관관계는 밝혀지지 않았으나 고리 이뇨제의 효과를 감소시킨다는 보고가 있다.

알아두자!

이뇨제의 부작용 - 체내 전해질 결핍

▶ 저칼륨(K)혈증

이뇨제는 칼륨(K)의 배설을 촉진하여 혈액 중의 칼륨 농도를 떨어뜨릴 수 있다. 칼륨이 부족하게 되면 피로, 전신쇠약감, 졸음, 근육경련, 마비, 감각이상, 우울감, 심장박동 이상 등의 증상이 생길 수 있다.

> **칼륨이 풍부한 식품**
>
> 시금치 등의 푸른 잎채소, 바나나, 오렌지, 아보카도, 토마토, 살구, 감자(껍질), 우유, 요거트, 오렌지 주스, 견과류 등을 먹어 체내 칼륨을 보충하는 것이 좋다.

▶ 저칼슘(Ca)혈증

푸로세미드와 같은 고리 이뇨제는 칼슘(Ca)의 배설을 촉진하여 혈액 중의 칼슘 농도를 떨어 뜨릴 수 있다(단, 티아지드 이뇨제는 반대로 칼슘의 배설을 감소시켜 체내 칼슘농도를 높일 수 있다).

> **칼슘이 풍부한 식품**
>
> 우유, 요거트, 아이스크림, 치즈 등의 유제품, 두부, 뼈째 먹는 생선이나 생선 통조림, 아몬드, 칼슘강화 오렌지 주스나 두유

▶ 저마그네슘(Mg)혈증

이뇨제는 마그네슘(Mg)의 배설을 촉진하여 마그네슘의 혈액 중의 마그네슘 농도를 떨어뜨릴 수 있다. 마그네슘이 부족하게 되면 피로, 식욕부진, 메스꺼움, 근육경련, 우울감 등이 나타날 수 있으며 심할 경우에는 맥박이 빨라지거나 불규칙해 지는 등의 부정맥의 증상이 나타날 수 있다.

> **마그네슘이 풍부한 식품**
>
> 아몬드, 호두, 땅콩, 피칸, 캐슈너트, 피스타치오 등의 견과류, 시금치, 근대잎 등 짙은 녹황색 채소, 두부, 왕겨, 통밀, 현미 등 정제되지 않은 곡물, 초콜릿, 코코아

따라서 이뇨제를 복용하는 동안 이러한 전해질의 변화를 주의 깊게 관찰하여야 하며, 의사 또는 약사와 상담하여 필요할 경우 식이요법 또는 보충제를 투여하여 전해질 결핍을 방지할 수 있다.

3) 식품

(1) 주의하여야 할 식품

① 일반적인 혈압강하제 복용시

■ 알코올

> **아하! 그렇군요!**
>
> 알코올은 혈압을 떨어뜨리는 작용이 있다. 따라서 알코올과 혈압강하제를 동시에 복용하게 되면 약물의 혈압강하 효과가 강화되어 어지러움, 실신 등의 증상이 발생할 수 있다.

■ 마황

> **아하! 그렇군요!**
>
> 마황은 심장박동을 증가시키고 혈관을 수축시켜 혈압을 높이는 작용이 있어 모든 혈압강하제의 효과를 상쇄시킨다.

■ 감초

> **아하! 그렇군요!**
>
> 천연 감초에 들어있는 글리시리진(glycyrrhizin) 성분은 나트륨과 수분을 체내에 저류시키는 작용이 있어 부종을 일으키고 혈압을 상승시킬 뿐만 아니라 복용하고 있는 혈압강하제의 효과를 떨어뜨리게 된다. 따라서 혈압강하제를 복용하고 있는 사람은 천연 감초 섭취를 피하는 것이 좋다.

② ACE 저해제 복용시

■ 칼륨이 풍부한 음식

고칼륨혈증이 발생하기 쉬운 위험군(신장 기능이상 또는 신부전, 당뇨병, 식이 대용 소금(KCl)이나 칼륨보존 이뇨제(예, 스피로노락톤)를 함께 복용하는 사람)은 주의하여야 한다.

> **아하! 그렇군요!**

고칼륨혈증은 'ACE 저해제'의 가장 보편적인 부작용 중의 하나이다. 이는 혈액 중의 칼륨의 농도가 정상보다 높아지는 것으로 체내에 칼륨이 너무 많아지게 되면 근육허약, 근육경련, 사지 감각이상, 마비, 설사, 메스꺼움, 구토, 위장장애, 혈압저하, 부정맥, 심계항진, 심장정지 등 생명이 위협받는 상황까지 초래할 수 있다. 따라서 'ACE 저해제'를 복용하는 동안에는 칼륨 섭취에 주의하여야 한다.

> **칼륨이 풍부한 식품은 피하자!**

시금치 등의 푸른 잎채소, 바나나, 오렌지, 아보카도, 토마토, 살구, 감자(껍질), 우유, 요거트, 오렌지 주스, 대추, 견과류 등은 칼륨(K)이 풍부하므로 피한다.

* 야채나 과일에 함유되어 있는 칼륨은 잘게 썬 후 찬물에 30분 정도 담갔다가 조리하면 어느 정도 칼륨을 제거할 수 있다.

■ 캡사이신(고추에서 추출된 매운 맛의 주성분)

> **아하! 그렇군요!**

캡사이신은 'ACE 저해제' 복용시 흔하게 나타날 수 있는 부작용 중의 하나인 기침을 유발하거나 악화시킬 수 있다.

③ 안지오텐신 수용체 차단제 복용시

■ 칼륨이 풍부한 음식

> **아하! 그렇군요!**

안지오텐신 수용체 차단제와 칼륨이 함유된 음식을 다량 섭취하게 되면 고칼륨혈증이 발생하여 근육허약, 근육경련, 사지 감각이상, 마비, 설사, 메스꺼움, 구토, 위장장애, 혈압저하, 부정맥, 심계항진, 심장정지 등 생명이 위협받는 상황까지 초래할 수 있다. 따라서 안지오텐신 수용체 차단제를 복용하는 동안에는 칼륨 섭취에 주의하여야 한다.

④ 칼슘채널 차단제 복용시

■ 자몽주스

> **아하! 그렇군요!**
>
> 자몽주스는 간에서 칼슘채널 차단제를 분해하는 효소를 억제하여 칼슘채널 차단제의 혈중 농도를 상승시킴으로써 두통, 홍조, 맥박이 빨라짐, 저혈압, 말초부종 등 약물에 의한 부작용을 유발할 수 있다.

■ 칼슘제

칼슘채널 차단제인 베라파밀(verapamil)의 약효를 감소시킬 수 있다.

⑤ 이뇨제 복용시

■ 감초

> **아하! 그렇군요!**
>
> 감초에 들어있는 글리시리진(glycyrrhizin) 성분은 혈액 중의 칼륨(K)의 농도를 감소시키는 작용이 있다. 따라서 이뇨제와 감초를 함께 섭취하게 되면 이러한 작용이 강화되어 저칼륨혈증을 유발할 수 있다.

■ 칼륨보존 이뇨제

반대로 칼륨보존 이뇨제는 신장에서 칼륨이 배설되는 것을 억제하여 체내 칼륨이 증가될 수 있으므로 칼륨이 풍부한 식품을 섭취할 경우 주의를 요한다.

> **알아두자!**
>
> **혈압강하제와 나트륨**(또는 소금)
>
> ▶ 음식을 짜게 먹게 되면 체내 나트륨(Na) 양이 많아지게 되고 이는 수분을 끌어당겨 체액량이 증가하고 혈압을 높이게 된다. 하지만 저염식이를 하게 되면 이러한 나트륨에 의한 혈압상승 작용을 억제하여 혈압을 낮출 수 있을 뿐 아니라, 특히 고혈압 치료제를 복용하고 있는 환자에서는 약효를 증가시킬 수 있다.
> 따라서 전 세계적으로 고혈압 치료 지침에서는 고혈압을 예방, 치료하기 위해서 적정 나트륨 섭취량을 하루 2.3g(소금으로는 6g) 이하로 제한하고 있다. 그런데 우리나라에서는 기본적으로 특히 짠 음식들을 많이 섭취하여서 평균 나트륨 또는 소금 섭취량이 이러한 권장량의 2~3배를 웃돌고 있는 실정이므로, 저염식이에 대한 인식과 시행이 절실하다고 할 수 있다.

(2) 추천하고 싶은 식품

■ 고혈압 치료제 복용시 주의하여야 할 식품을 참조하면서 조리법이 짜지 않게 한다. 두부, 녹차, 고등어, 버섯, 해조류(짠맛을 물에 충분히 우려낸 것) 등 골고루 균형 있게 섭취한다.

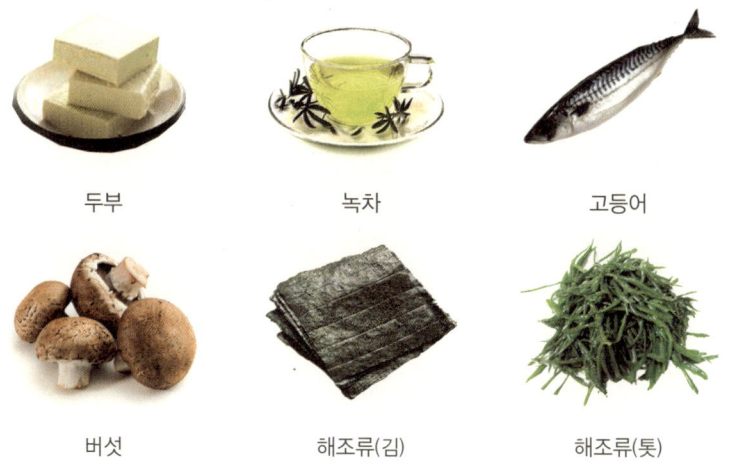

두부 　 녹차 　 고등어

버섯 　 해조류(김) 　 해조류(톳)

4) 추천식단

고혈압 치료제 복용시 추천하고 싶은 식품군으로 2일간의 식단을 구성하였다. 1일과 2일에 제시된 식단은 기호에 따라 두 식단 중 하나를 선택하여 반복 섭취하여도 좋다.

	1일	2일
아침	보리밥(210g/300kcal) 북어국(210g/85kcal) 표고버섯전(100g/105kcal) 도라지생채(50g/31kcal) 파무침(100g/50kcal)	잡곡밥(210g/300kcal) 버섯들깨국(210g/95kcal) 미나리나물(50g/15kcal) 열무무침(35g/13kcal) 북어양념구이(100g/124kcal)
간식	사과(200g/100kcal)	포도(100g/50kcal)
점심	현미밥(210g/300kcal) 두부전골(300g/150kcal) 애호박나물(50g/15kcal) 무생채(50g/31kcal) 도토리묵무침(100g/52kcal)	보리밥(210g/300kcal) 순두부찌개(250g/120kcal) 잡채(150g/189kcal) 우엉조림(50g/80kcal) 톳오이무침(15g/7kcal)
간식	감(100g/50kcal)	배(100g/50kcal)
저녁	현미밥(210g/300kcal) 쇠고기미역국(250g/100kcal) 갈치구이(100g/124kcal) 멸치볶음(30g/30kcal) 부추전(180g/158kcal)	무밥(210g/300kcal) 조기맑은찌개(250g/120kcal) 취나물된장무침(50g/15kcal) 느타리버섯볶음(50g/26kcal) 배추김치(40g/15kcal)
전체 열량	1,981kcal	1,819kcal

* 생선구이의 경우 식용유를 사용하지 않고 그대로 구우면 좋다.
* 조림의 경우 짜지 않게 하거나 다른 조리법으로도 가능하다.
* 간은 싱겁게 하는 것이 좋다.

PART 1 심장 질환 치료제
03
혈액응고 억제제

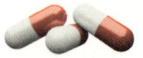

혈액이 응고되면 뇌졸중을 비롯한 심혈관질환이 유발된다.
혈액응고는 혈류를 방해하므로 혈액응고를 방지하기 위해서는
'혈액을 묽게 하는 약물' 이 사용된다.
뇌경색시에 혈액응고 억제제가 주로 사용된다.

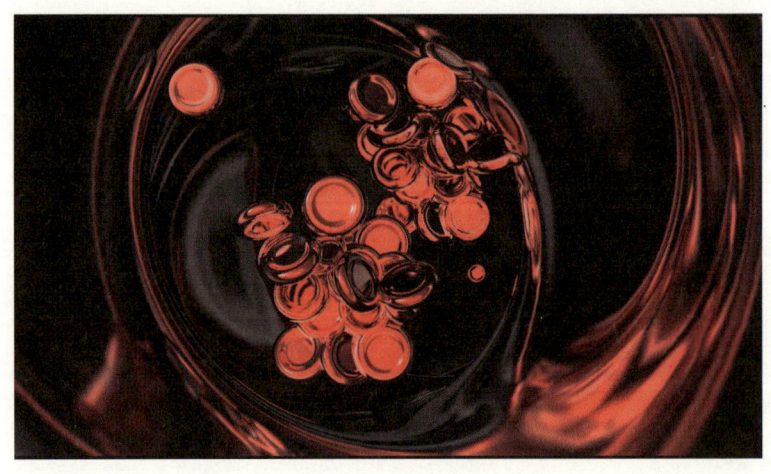

혈액응고 억제제란 혈액의 응고를 방지하기 위하여 사용되는 약물인데 쉽게 말하면 '혈액을 묽게 하는 약물'이라고도 불린다. 혈액이 응고되면 뇌졸중을 비롯하여 심혈관 질환 등을 유발할 수 있다. 혈액응고 억제제로 사용되는 대표적인 약물은 **와파린(warfarin)**이라고 불리는 쿠마린계 약물이다.

와파린은 체내에서 혈액을 응고시키는데 관여하는 **비타민 K**의 작용을 억제함으로써 효과를 나타낸다. 와파린을 사용할 때 약효가 너무 증가하면 출혈이 일어나고 반대로 약효가 미흡하게 되면 **혈전**(혈액응고 덩어리) 또는 **색전**(혈전 등이 혈류를 따라 이동하다가 혈관을 막는 것)이 생기기 쉽게 되므로 이러한 부작용이 일어나지 않도록 적절하게 약물농도를 유지하는 것이 아주 중요하다. 따라서 와파린을 복용하는 환자는 병원에서 정기적으로 혈액검사를 통하여 혈액이 응고되는데 걸리는 시간을 측정하게 되는데 이를 **INR**[1]이라는 수치로 나타내고, 이 수치로 약물의 효과와 부작용을 예측할 수 있다.

---

1 INR(International Normalized Ratio, 국제 정상 비율)이란?
임상적으로 혈액이 응고하는데 걸리는 시간을 알아보기 위하여 프로트롬빈* 타임(Prothrombin Time, PT)을 측정할 경우, 제조회사 또는 검사시약에 따라 검사치에 편차가 생기게 된다. INR은 이를 방지하기 위하여 국제적으로 혈액응고시간을 표준화한 단위로, 일반인의 경우 정상범위는 0.8~1.2 사이에 속한다. 하지만, 와파린과 같은 경구용 혈액응고 억제제를 복용하여 혈액을 묽게 함으로써 혈전생성을 억제해야 하는 사람에 있어서는 일반적으로 INR을 2.0~3.0, 혹은 특정 경우에는 그보다 약간 높게 목표치를 맞추게 되는데, INR이 이보다 낮으면 혈액이 응고하는데 걸리는 시간이 짧다는 의미로 **혈전이 생길 가능성이 높다**는 것을 시사하며, INR이 목표치보다 높으면 혈액이 응고하는데 걸리는 시간이 길어져 **출혈의 부작용이 나타나기 쉽다**는 것을 의미한다. 따라서 이 수치에 근거해서 약물의 용량을 적절하게 조정하여 결정하게 된다.

* 프로트롬빈(Prothrombin) 혈청 속에 들어 있는 단백질의 일종. 비타민 K의 작용으로 형성되며 트롬빈으로 변하여 혈액이 응고된다.

와파린은 식품을 비롯하여 많은 다른 약물과의 상호작용에 의해 부작용이 나타나기 쉬우므로 와파린을 복용하는 환자는 반드시 복용하고 있는 모든 약물(비처방약 포함)에 대하여 의사 또는 약사에게 알리고 이에 대하여 상의하여야 한다.

1) 약물명

대표적인 약물

- 와파린(wafarin, 와르파린 정)

2) 복용법

와파린 복용법

▷ 식사와 상관없이 복용할 수 있으며 매일 일정한 시간에 규칙적으로 복용하는 것이 중요하다(의료기관의 혈액검사 시간에 따라 저녁 또는 아침에 복용하도록 할 수 있으므로 지시에 따라 복용한다).

▷ 비타민 K가 다량 함유되어 있는 녹황색 채소나 녹차 등은 가능한 한 섭취하지 말자(비타민 K는 혈액응고인자이기 때문이다).

▷ 와파린은 음식, 건강보조식품을 비롯하여 많은 약물들과 상호작용을 일으켜서 부작용을 유발할 수 있으므로 이러한 것들을 섭취 또는 복용할 경우에는 반드시 의료진과 상담하도록 한다.

알아두자!

와파린을 복용하는 동안 이런 증상이 나타나면 의료진에게 알리세요!

▶ 잇몸에서 피가 난다.
▶ 코피가 자주 난다.
▶ 피부에 멍이 잘 든다.
▶ 혈뇨, 혈변 또는 검은색 변을 본다.
▶ 보통 때보다 출혈이 쉽게 멈추지 않는다.

3) 식품

(1) 주의하여야 할 식품 및 생활습관

❖ **와파린의 작용을 증가시키는 식품**(때로는 출혈증상이 나타날 수 있다)

■ 은행잎
혈소판의 응집을 억제함으로써 출혈경향이 높아질 수 있다.

■ 마늘
혈소판의 응집을 억제함으로써 출혈경향이 높아질 수 있다.

■ 생강
혈소판의 응집을 억제함으로써 출혈경향이 높아질 수 있다.

■ 브로멜라인
단백질 분해효소의 하나로 파인애플과 바나나에 많이 들어 있다. 어린 파인애플의 과육과 줄기에서 유래된 단백질 분해효소로 출혈경향이 높아질 수 있다.

■ 크랜베리 주스
크랜베리 주스가 와파린의 대사를 억제함으로써 와파린의 약효를 증가시킨다는 12건의 사례 보고가 있다. 이러한 상호작용은 크랜베리 주스를 가끔씩 소량 섭취할 경우 별 문제가 되지 않으나, 하루에 적어도 720ml를 정기적으로 섭취하게 되면 상호작용이 일어나는 것으로 나타났다. 따라서 와파린을 복용하는 동안에는 일반적으로 크랜베리 주스는 피하는 것이 좋다.

■ 자몽주스
자몽주스와의 상호작용에 대한 연구는 많지는 않으나 다량(하루 1.5L)을 마셨을 경우 출혈경향이 높아질 수 있다고 보고된 바 있다.

■ 카모마일차
작용기전은 정확하게 알려지지 않았으나 쿠마린 유사 화합물을 함유하고 있어서 와파린의 작용을 증가시킨다는 보고가 있다.

■ 알코올
와인을 하루 2잔 이하로 마시는 경우에는 별 영향이 없지만 많은 양을 한꺼번에 마시게 되면 알코올이 와파린의 체내분해를 억제함으로써 약물의 효과가 증가할 수 있다. 반면에, 만성적으로 알코올을 섭취하게 되는 경우에는 그 자체로는 와파린의 약효에 별 영향을 주지 않으나, 만성적인 음주에 의해 간 질환이 발생하게 되면 간에서 합성되는 혈액응고인자의 합성도 감소하기 때문에 출혈경향이 증가할 수 있다.

■ 당귀

천연 쿠마린 유도체를 함유하고 있어 와파린과의 상승작용으로 출혈경향이 높아질 수 있다.

■ 비타민 E

400IU 이상의 고용량을 섭취하면 혈액응고시간이 지연되어 출혈경향을 높일 수 있다.

■ 오메가-3

혈소판의 응집을 억제하여 출혈경향을 높일 수 있다.

■ 콘드로이틴/글루코사민

정확한 기전은 확실히 밝혀지지 않았으나 혈액응고시간을 지연시킴으로써 출혈경향을 높일 수 있다.

■ 와파린의 작용을 증가시키는 식품

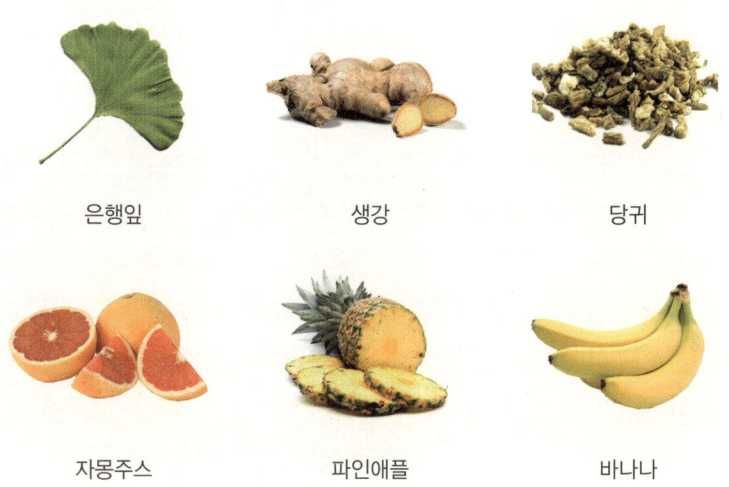

❖ **와파린의 작용을 감소시키는 식품**(혈전 또는 색전증이 증가할 수 있다)

■ 비타민 K 함유식품

혈액을 응고시키는데 관여하는 비타민 K가 풍부한 음식을 섭취하게 되면 혈액응고를 억제하는 와파린의 작용을 상쇄시켜 혈전 등이 증가될 수 있다. 비타민 K 함유식품을 갑자기 많은 양을 섭취하지 않도록 한다.

> **비타민 K가 많이 함유되어 있는 식품**
>
> 녹차, 푸른 잎채소(케일 · 아스파라거스 · 브로콜리 · 양배추 · 꽃양배추 · 파슬리 · 시금치 · 상추 · 파), 간, 콩 제품(두유 · 대두)

■ 녹차

녹차에는 다량의 비타민 K가 함유되어 있다. 이는 녹차를 우려내는 정도, 우려낼 때 사용하는 녹차 잎의 양을 비롯하여 마시는 녹차의 양에 따라 달라지기는 하나, 하루에 너무 많은 양의 녹차를 마시게 되면 와파린의 효과가 감소할 수 있다.

■ 인삼

와파린의 효과를 감소시킨다.

■ 코엔자임 Q10

비타민 K와 유사한 화학구조를 가짐으로써 와파린의 효과를 감소시킬 수 있으므로 피하는 것이 좋으나, 반드시 복용하여야 할 경우에는 INR을 주의 깊게 관찰하여야 한다.

■ 와파린의 작용을 감소시키는 식품

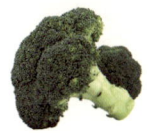 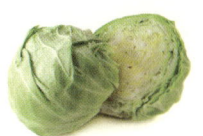 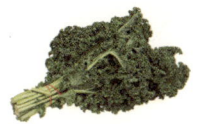 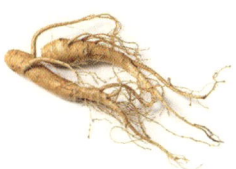

브로콜리　　　　　양배추　　　　　　케일　　　　　　인삼

- **흡연**

담배에는 간에서의 약물 분해효소를 증가시키는 다환성 방향족 탄화수소가 함유되어 있다. 따라서 와파린의 분해를 증가시켜 약효를 떨어뜨릴 수 있다.

> **아하! 그렇군요!**
>
> 만약 흡연을 하던 사람이 갑자기 담배를 끊게 되면 와파린의 분해효소가 감소하게 되고 이는 와파린의 효과를 증가시킬 수 있다.
> 와파린을 복용하는 환자에서 흡연유무가 바뀔 경우에는 이를 의료진에게 알리고 INR을 주의 깊게 관찰하는 것이 좋다.

(2) 추천하고 싶은 식품

- 혈액응고 억제제 복용시 주의하여야 할 식품을 제외하고 모든 식품을 골고루 균형 있게 섭취한다.

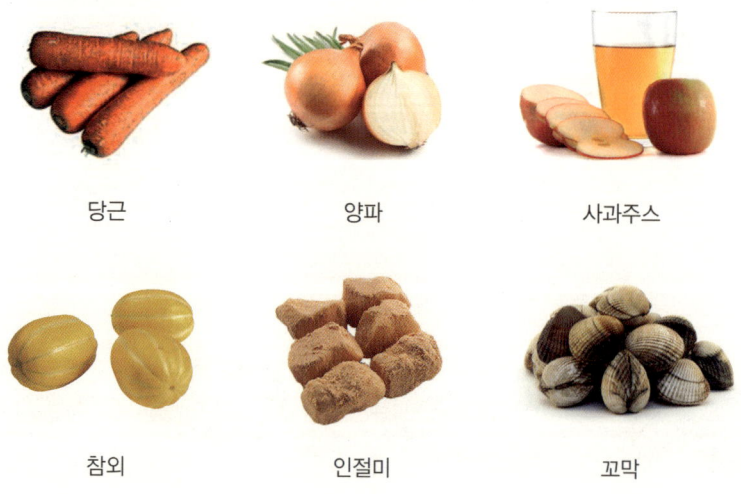

당근　　　양파　　　사과주스

참외　　　인절미　　　꼬막

4) 추천식단

혈액응고 억제제 복용시 추천하고 싶은 식품군으로 2일간의 식단을 구성하였다. 1일과 2일에 제시된 식단은 기호에 따라 두 식단 중 하나를 선택하여 반복 섭취하여도 좋다.

	1일	2일
아침	쌀밥(210g/313kcal) 김치콩나물국(250g/50kcal) 꼬막무침(25g/34kcal) 호박나물(50g/42kcal) 백김치(60g/15kcal)	찹쌀밥(210g/300kcal) 우거지국(250g/30kcal) 갈치구이(*조기구이)(100g/124kcal) 김치전(180g/133kcal) 참나물무침(50g/42kcal)
간식	당근사과주스(200g/69kcal)	우유(200g/125kcal)
점심	돌솥영양밥(240g/334kcal) 시래기국(250g/38kcal) 오징어초무침(50g/68kcal) 감자전(100g/120kcal) 배추겉절이(40g/15kcal)	현미밥(210g/300kcal) 홍합미역국(250g/100kcal) 부추무침(110g/34kcal) 달걀찜(90g/50kcal) 깍두기(40g/15kcal)
간식	인절미(50g/99kcal)	참외(200g/50kcal)
저녁	오곡찰밥(240g/334kcal) 불고기전골(300g/150kcal) 간장게장(50g/39kcal) 오이생채(50g/31kcal) 무말랭이무침(25g/23kcal)	쌀밥(210g/313kcal) 대구탕(*복어국, 해물탕)(300g/119kcal) 꽈리고추찜(50g/123kcal) 무나물(100g/30kcal) 고들빼기김치(40g/15kcal)
전체 열량	1,774kcal	1,903kcal

* (*)은 대체 음식을 나타낸다.

PART 1 심장 질환 치료제

04
심부전 치료제

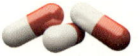

심장의 수축이나 이완(확장) 등으로 정상적인 심장의 기능을 하지 못하는 심부전증은 신체의 다른 기관에서 필요한 충분한 양의 혈액을 공급하지 못하는 임상증상이 나타난다.

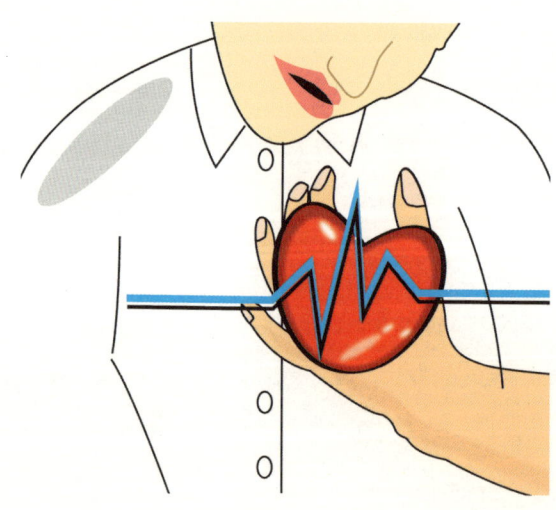

심부전이란 심장이 수축이나 이완(확장) 등의 정상적인 기능을 하지 못하여 신체의 다른 기관에서 필요한 충분한 양의 혈액을 공급하지 못하여 나타나는 임상증상을 말한다. 이러한 심부전은 심장의 구조나 기능에 영향을 주는 다양한 원인에 의해 발생할 수 있는데 그 중에서 **고혈압**이 심부전을 유발하는 가장 흔한 원인이며 이 외에도 급성심근경색에 의한 심장근육 손상, 심장판막 질환, 부정맥, 심장막염, 빈혈, 약물 등에 의해 발생할 수 있다.

심부전의 증상으로는 주로 **부종, 숨이 가쁨, 좌위호흡(누우면 호흡곤란이 발생하여 앉아서 호흡하는 것), 피로, 기침(특히 야간), 야간뇨** 등이 있으며 이러한 만성 심부전의 치료는 주로 약물치료를 통해 이루어진다.

최근에는 베타수용체 차단제, 안지오텐신 전환효소 저해제(또는 안지오텐신 수용체 차단제: p.29 참조) 등이 심부전 환자의 증상을 개선하고 입원율과 사망률을 감소시킨다는 것이 입증되어 표준 약물치료로 사용되며, 이 외에도 환자의 증상에 따라 이뇨제, 디곡신, 스피로노락톤, 혈관확장제 등이 사용될 수 있다.

디곡신(digoxin)은 심장의 펌프작용을 강화시키는 강심배당체로 아주 오랫동안 심부전 치료에 표준약물로 사용되어 왔다. 하지만, 최근 10여 년 전에 발표된 임상시험에서 디곡신이 심부전의 증상을 완화하고 입원율을 감소시키기는 하지만 환자의 사망률을 감소시키지는 못한다는 연구결과가 보고됨에 따라 현재는 심부전을 가지고 있는 특정 환자에게서만 사용이 권장되고 있다. 하지만 디곡신은 여전히 심부전 치료에 있어 중요한 약물이라고 할 수 있다.

또한 디곡신은 심장박동을 조절하는 작용이 있어 **부정맥**을 치료하는 목적으로도 사용된다.

1) 약물명

대표적인 약물

- 디곡신(digoxin, 디곡신 정, 라녹신 정)

2) 복용법

―― 디곡신 복용법 ――――――――――――――――――――――

▷ 매일 일정한 시간에 규칙적으로 식사와 상관없이 복용할 수 있다.

> **아하! 그렇군요!**
>
> 일반적으로 음식물(특히, 고섬유식이, 펙틴 풍부한 음식)은 디곡신의 흡수를 저하시키나, 식사와 함께 복용하든지 또는 공복에 복용하든지 일정한 규칙을 정해서 복용하게 되면 약물 흡수에 있어서 변동이 많이 나타나지 않고 약물의 농도를 일정하게 유지할 수 있다.

―― 디곡신 복용시 결핍증 ――――――――――――――――――

▷ 칼륨(K)과 마그네슘(Mg) 결핍

> **아하! 그렇군요!**
>
> 고농도의 강심 배당체 투여는 세포 내 칼륨 손실을 유발한다. 이뇨제와 함께 복용시 체내의 칼륨과 마그네슘 저하가 우려되며 특히 알코올 섭취시에는 마그네슘 양이 저하된다.

3) 식품

(1) 주의하여야 할 식품

■ 칼슘

칼슘은 디곡신의 작용을 증강시키므로 칼슘이 풍부한 식품은 피한다.
(톳, 우유, 멸치 등)

■ 비타민 D가 풍부한 식품(다량 섭취시 주의)

> **아하! 그렇군요!**
>
> 비타민 D는 위 장관에서 칼슘의 흡수를 증가시킴으로써 혈중의 칼슘의 농도를 높이고 고칼슘 혈증을 유발하여 디곡신의 부작용인 심장 부정맥을 악화시킬 수 있다.
> 비타민 D가 풍부한 식품에는 고등어, 꽁치 등이 있다.

■ 섬유질 또는 펙틴(pectin)이 많이 함유된 음식

> **아하! 그렇군요!**
>
> 왕겨와 같이 섬유질이 풍부한 식품이나 사과나 배처럼 펙틴이 풍부한 식품은 디곡신의 흡수를 저하시킬 수 있으므로 디곡신 복용시 함께 섭취하지 않는다.

■ 감초

> **아하! 그렇군요!**
>
> 천연 감초에 함유되어 있는 성분인 글리시리진(glycyrrhizin)은 나트륨과 수분을 저류시켜 심부전의 증상을 악화시킬 뿐 아니라 칼륨배설을 증가시켜 혈중 칼륨 수치를 떨어뜨려 디곡신에 의한 부작용을 증가시킬 수 있다.

■ 마황

> 아하! 그렇군요!
>
> 심장박동을 증가시키고 혈관을 수축시켜 혈압을 높이므로 디곡신과 함께 섭취할 경우 부작용을 유발할 수 있다.

■ 인삼

> 아하! 그렇군요!
>
> 인삼과 디곡신을 함께 섭취하였을 경우 디곡신의 혈중농도가 상승했다는 보고가 있다. 따라서 디곡신을 복용하는 환자에서 인삼은 피하는 것이 좋다.

■ 생강

> 아하! 그렇군요!
>
> 생강은 심장수축력을 증가시키는 작용이 있는 것으로 알려져 있으므로 이론적으로 디곡신과 같은 항부정맥약물의 작용에 영향을 미칠 수는 있으나 아직까지 이에 대한 임상자료는 없다.

■ 심부전 치료제(디곡신) 복용시 주의하여야 할 식품들

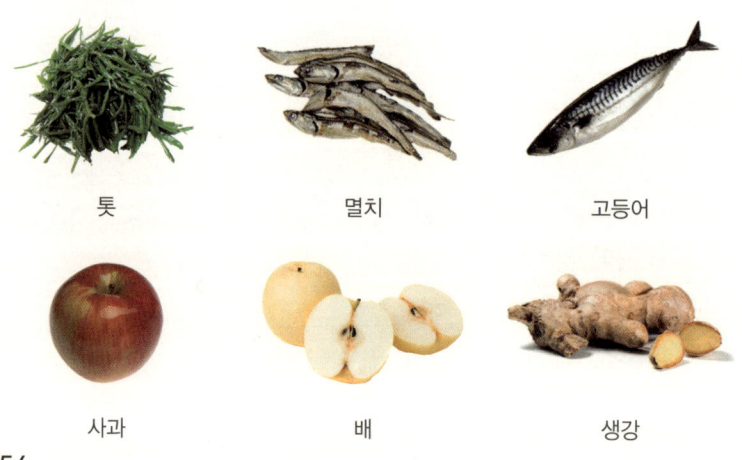

톳   멸치   고등어

사과   배   생강

(2) 추천하고 싶은 식품

■ 칼륨이 풍부한 식품

아하! 그렇군요!

체내 칼륨 양이 감소하면 디곡신에 의한 부작용의 위험이 높아지므로 적절한 칼륨 섭취를 하는 것이 좋다.

칼륨이 풍부한 식품

시금치 등의 푸른 잎채소, 감자(껍질), 바나나, 오렌지, 아보카도, 토마토, 살구, 건포도, 우유, 요거트, 오렌지 주스, 대추, 견과류

■ 마그네슘이 풍부한 식품

아하! 그렇군요!

디곡신은 마그네슘 배설을 증가시켜 결핍을 유발할 수 있으며, 체내 마그네슘이 부족할 경우 디곡신에 의한 부작용의 위험이 높아진다.

마그네슘이 풍부한 식품

아몬드 · 호두 · 땅콩 · 피칸 · 캐슈너트 · 피스타치오 등의 견과류, 시금치 · 근대잎 등 짙은 녹황색 채소, 왕겨 · 통밀 · 현미 등 정제되지 않은 곡물, 두부, 초콜릿, 코코아

■ 심부전 치료제 복용시 주의하여야 할 식품을 제외하고 모든 식품을 골고루 균형 있게 섭취한다.

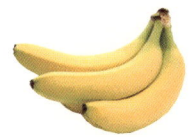
바나나

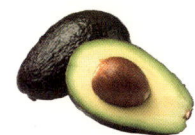
아보카도

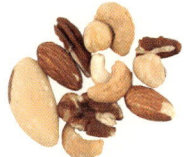
견과류

4) 추천식단

심부전 치료제 복용시 추천하고 싶은 식품군으로 2일간의 식단을 구성하였다. 1일과 2일에 제시된 식단은 기호에 따라 두 식단 중 하나를 선택하여 반복 섭취하여도 좋다.

	1일	2일
아침	쌀밥(210g/313kcal) 두부된장국(250g/110kcal) 감자볶음(40g/66kcal) 시금치나물(50g/41kcal) 배추김치(40g/15kcal)	쌀밥(210g/313kcal) 어묵국(250g/113kcal) 깻잎나물(50g/43kcal) 콩자반(30g/58kcal) 무장아찌(50g/80kcal)
간식	바나나(100g/50kcal)	꿀떡(125g/265kcal)
점심	카레라이스 (400g/630kcal) 달걀탕(250g/246kcal) 오이피클(30g/20kcal) 깍두기(40g/15kcal)	쌀밥(210g/313kcal) 재첩국(250g/100kcal) 연근조림(25g/56kcal) 콩나물무침(50g/25kcal) 얼갈이배추김치(40g/15kcal)
간식	토마토(250g/35kcal)	오렌지(100g/50kcal)
저녁	쌀밥(210g/313kcal) 시래기된장국(250g/38kcal) 돼지불고기(100g/220kcal) 미나리생채(30g/25kcal) 배추김치(40g/15kcal)	쌀밥(210g/313kcal) 오징어찌개(300g/62kcal) 도토리묵무침(100g/52kcal) 잔호두조림(30g/40kcal) 오이부추김치(40g/15kcal)
전체 열량	2,152kcal	1,913kcal

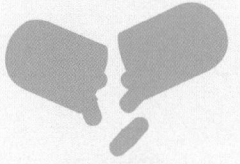

PART 2

내분비계 질환 치료제

PART 2 내분비계 질환 치료제
05
당뇨병 치료제

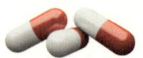

당뇨병은 췌장에서 인슐린의 분비가 되지 않거나
인슐린의 작용에 문제가 생기면 발생하게 된다.
당뇨병이 의심되면 항상 자가 혈당검사를 통해 혈당변화를 잘 관찰하여
혈당이 너무 높게 또는 저혈당이 되지 않도록 조절해야 한다.

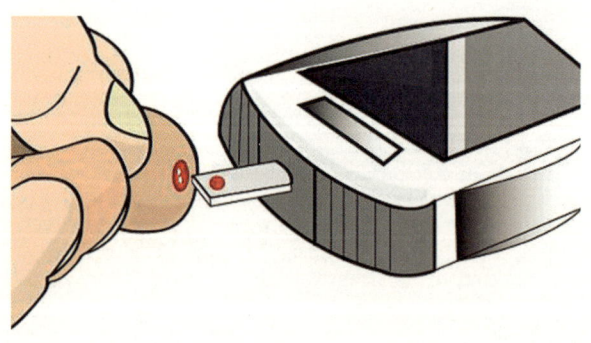

당뇨병은 여러 원인에 의해 혈액 중에 당, 즉 혈당이 높아지는 질환으로 일반적으로 물을 많이 마시고, 소변을 많이 보게 되며, 쉽게 피로감을 느끼고 체중이 감소하는 등의 증상이 주로 나타난다.

당뇨병은 일반적으로 크게 **제1형 당뇨병**과 **제2형 당뇨병**으로 분류하는데 **제1형 당뇨병**은 유전적인 또는 면역학적인 어떤 알 수 없는 원인에 의해 췌장에서 인슐린 분비가 전혀 되지 않는 상태이고, **제2형 당뇨병**은 췌장에서의 인슐린 분비가 정상보다 상대적으로 결핍되어 있으면서 간, 근육, 지방조직 등의 말초 장기에서 **인슐린 작용에 대한 저항성**이 생겨 당이 제대로 대사되어 이용되지 못하게 되어 혈당이 높아지는 상태를 말한다.

제1형 당뇨병은 주로 소아, 청소년을 비롯한 젊은 성인에서 발생하며, 제2형 당뇨병은 이전에는 성인에서 주로 발생하여 성인병이라고 불렸으나 최근에는 생활환경 및 식습관의 변화에 따라 소아 및 청소년에서도 발병률이 높아지고 있는 추세이다.

당뇨병의 치료는 제1형 당뇨병일 경우 외부에서 인슐린을 공급하여 치료하며, 제2형 당뇨병의 경우에는 경구용 약물을 사용하여 췌장으로부터 인슐린 분비를 촉진시키거나, 말초조직에서 인슐린 작용에 대한 반응성을 향상시킴으로써 혈당을 낮추는 약물들을 우선적으로 사용하게 되지만, 당뇨병이 진행하게 되면 결국에는 인슐린 치료가 필요하게 되는 경우가 많다.

당뇨병은 혈당을 적절히 조절하지 않을 경우 **신경병증, 신장병증, 망막질환, 심혈관 질환, 말초동맥질환** 등 심각한 합병증을 유발하여 환자의 삶의 질을 떨어뜨리고 사망률을 증가시키므로 이러한 합병증을 예방하고 치료하기 위하여서는 혈당조절이 가장 중요하다. 최근 10여 년 사이에 당뇨병의 치료에 새로운 작용기전을 가지고 효과적인 다양한 약물들이 많이 개발되어 당뇨병의 치료와 조절에 새로운 전기를 맞이하고 있다.

1) 약물명

경구용 당뇨병 치료제

- 메트포민(metformin, 글루코파지, 글루코파지 XR)
- 피오글리타존(pioglitazone, 액토스 정)
- 설포닐우레아(sulfonylurea) 계열 약물
  - 글리메피리드(glimepiride, 아마릴 정), 글리피짓(glipizide, 디아미크롱 정), 글리벤클라마이드(glibenclamide, 유글루콘 정)
- 레파글리나이드(repaglinide, 노보넘 정), 나테글리나이드(nateglinide, 파스틱 정)
- 시타글립틴(sitagliptin, 자누비아 정), 빌다글립틴(vildagliptin, 가브스 정)
- 아카보스(acarbose, 글루코바이 정)

2) 복용법

경구용 당뇨병 치료제 복용법

- 메트포민
  - 일반정제 – 식사와 함께 하루 2~3회 나누어 복용한다.
  - 서방형 제제1 – 하루 1회 저녁식사와 함께 복용한다.

> 아하! 그렇군요!

메트포민의 가장 흔한 부작용은 메스꺼움, 복부팽만 및 가스, 식욕부진, 구토, 설사 등의 위장장애 증상인데, 메트포민을 식사와 함께 복용하면 이러한 부작용을 줄일 수 있다. 또한 이러한 증상은 약물을 계속 복용하면 증상이 완화되는 경우가 많다.

- **글리메피리드**
  - 아침식사와 함께 복용한다.

- **글리피짓**
  - 일반정제 – 식전 30분에 복용한다.
  - 서방형 제제[1] – 아침식사와 함께 복용한다.

- **레파글리나이드, 나테글리나이드**
  - 식사 직전에 복용한다.

> 아하! 그렇군요!

레파글리나이드와 나테글리나이드 복용법 : 이들 약물은 약효가 나타나는데까지 걸리는 시간 및 작용지속시간이 짧아서 식사직전 또는 식전 1~30분에 복용하게 되면 식후혈당을 낮출 수 있다. 특히 나테글리나이드는 식사를 거를 경우 복용할 필요가 없다.

---

[1] 서방형 제제란?
서방형 제제는 약물이 체내에서 일정한 농도를 유지하면서 작용이 오랫동안 지속될 수 있도록 다양한 약제학적인 방법을 사용하여 만든 약물제형을 말한다. 보통 약물 이름 뒤에 SR(sustained release), XR/ER(extended release), CR(Controlled release) 이라는 명칭이 붙기도 한다.
이렇게 만들어진 정제를 씹어서 복용하거나 가루로 만든다든지 또는 캡셀을 열어서 안에 들어있는 과립을 부수어서 복용하게 되면, 이러한 특수 제형들의 효과를 잃게 되고 경우에 따라서는 복용 직후 약물의 농도가 갑작스럽게 높아지게 되어 부작용을 유발할 수 있다. 따라서 서방형 제제는 씹거나 부수어서 복용하면 안 된다.

- ■ 시타글립틴, 빌다글립틴
  - 식사와 상관없이 복용 가능하다.

- ■ 아카보스
  - 식사시작 첫 숟갈과 함께 복용한다.

> **아하! 그렇군요!**
>
> **아카보스 복용법 :** 탄수화물, 과당 등의 복합당은 최종적으로 글루코오스(당)로 분해되어 체내에 흡수된다. 아카보스는 이러한 복합당을 장관에서 분해시키는 효소인 알파-글루코시다제를 억제함으로써 글루코오스가 체내에 흡수되는데 걸리는 시간을 지연시켜 식후혈당을 낮추는 작용을 한다. 따라서 식사와 함께 복용하여야 하며, 식사를 하지 않을 경우에는 복용할 필요가 없다.

3) 식품

(1) 주의하여야 할 식품 및 생활습관

- ■ 알코올
  - 메트포민과의 상호작용

> **아하! 그렇군요!**
>
> 메트포민을 복용하면서 알코올을 섭취하게 되면 약물의 부작용 중의 하나인 젖산혈증이 생길 수 있다. 이는 몸 안에 젖산이 축적되는 것을 말하는데 이러한 부작용은 아주 드물게 발생하지만, 일단 발생하게 되면 매우 심각한 증상을 유발할 수 있다. 따라서 메트포민을 복용하는 동안에는 알코올 또는 알코올이 함유된 음료나 식품 등의 섭취를 삼가는 것이 좋다.

- 설포닐우레아 계열

> **아하! 그렇군요!**
>
> 제1세대 설포닐우레아 계열의 약물로 사용된 클로르프로파미드(chlorpropamide, 다이아비네스 정)는 알코올과 함께 복용하였을 경우 디설피람 유사반응(p.152 참조)을 유발시킨다. 최근에는 클로르프로파미드를 비롯한 제1세대 설포닐우레아 계열의 약물들은 당뇨병 치료제로 거의 사용되지 않고 있으며, 대부분이 제2세대 설포닐우레아 약물[예, 글리메피리드(glimepiride), 글리피짓(glipizide), 글리벤클라마이드(glibenclamide)] 들을 사용하고 있기는 하나, 이러한 제2세대 설포닐우레아 약물들도 마찬가지로 알코올에 의한 부작용을 일으킬 가능성이 있으므로 특히 주의하여야 한다.

① 혈당을 높이는 영양소 및 생활습관

■ 흡연

> **아하! 그렇군요!**
>
> 담배에 들어있는 니코틴은 몸 안에서 신경내분비계를 활성화시켜 코티졸[2]과 카테콜아민[3]의 농도를 높이고 이 때문에 혈당이 높아지게 된다. 또한 니코틴은 인슐린의 작용에 대해서도 저항성을 증가시킨다. 따라서 당뇨병이 있는 사람에서 흡연유무의 상태가 바뀔 경우에는 혈당이 높아지거나 낮아질 수 있으므로 혈당검사를 주의 깊게 하여야 하며 이에 따른 약물용량 조절이 필요하다.

■ 니아신(비타민 B3)

당의 대사를 방해함으로써 혈당을 높이는 작용이 있다. 니아신 함유된 식품으로는 닭고기, 참치, 고등어 등이 있다.

---

2 **코티졸**(cortisol) 부신피질에서 만들어지는 스테로이드 호르몬의 하나로 단백질로부터의 당의 생성을 촉진하고 지질 대사에 영향을 준다.

3 **카테콜아민**(catecholamine) 아드레날린, 노르아드레날린, 도파민, 세로토닌 등의 방향족 아미노산에서 생성하는 아민류의 총칭으로, 부신수질이나 뇌, 신경 등에서 분비하는 호르몬이며 신경전달물질 등 세포간의 정보물질로 작용한다.

② 혈당을 낮추는 영양소 및 생활습관

■ 알코올

> **아하! 그렇군요!**
>
> 알코올은 혈당과 관련해서 다양한 작용을 나타내는데, 알코올은 체내에서 당합성을 감소시켜 저혈당의 위험을 증가시킬 수 있다. 또한 알코올은 그 자체가 여분의 칼로리를 제공하기 때문에 혈당을 높여 혈당조절을 악화시킬 수도 있다.

■ 녹차

실험실적 연구에 의하면 녹차에 함유되어 있는 카테킨 성분은 혈당을 낮추는 작용이 있는 것으로 알려져 있다. 따라서 당뇨병이 있는 사람이 녹차를 많이 마시는 경우에는 항상 혈당을 잘 관찰하여야 한다.

■ 크롬(Cr)

체내 조직에 있는 인슐린 수용체에 인슐린이 잘 결합되게 함으로써 인슐린의 감수성을 증가시켜 혈당을 낮추는 작용이 있다.

크롬 함유 식품

감자, 달걀, 쇠고기 등

> **알아두자!**
>
> **저혈당 발생시 대처요령**
>
> ▶ 당뇨병의 약물치료시 가장 흔하게 나타나는 부작용은 혈당이 과도하게 많이 떨어지는 저혈당 증상이다. 일반적으로 당뇨병 환자에서 혈당이 70mg/dL 이하로 떨어질 때를 저혈당이라고 하며, 혈당이 30mg/dL 이하로 떨어지게 되면 혼수, 의식소실 등 응급상황이 발생하게 된다.

- 저혈당을 유발하는 가장 흔한 원인으로는 식사량의 감소 또는 식사시간이 지연되거나, 약물용량이 과도하거나 약물(특히 인슐린)의 효과가 최고조에 도달할 시간 즈음에 과도한 운동을 한다거나 하는 것이 될 수 있다.

- 저혈당의 증상으로는 두통, 짜증, 신경과민, 손떨림, 손가락 저림 또는 마비, 시야가 몽롱해지거나 눈앞이 깜깜해짐, 심장박동 증가, 발한, 배고픔 등이 나타나며, 심한 경우에는 의식을 잃고 혼수상태에 빠지기도 한다.

- 저혈당의 증상이 나타나면 혈당을 측정한 후 당(15~20g)을 공급해주고 15분 후에 혈당을 다시 측정하여 계속 혈당이 낮을 경우에는 다시 당(15~20g)을 재섭취케 하여야 한다. 식사시간까지 1시간 이상 남아 있다면 그 전에 탄수화물과 단백질이 포함된 식품을 약간 섭취하도록 한다.

> **당 15g을 함유한 식품**
>
> 탄산음료 2/3컵, 과일주스 2/3컵, 사탕 4~5개, 비스켓 1/5봉지, 초콜릿 2개, 사과 2/5개, 배 1/3개, 딸기 11개, 귤 중간 것 1.5개

- 만약, 환자가 의식이 없을 경우에는 가족이나 주위에 환자를 돌보는 사람이 글루카곤4 1mg을 피하 또는 근육에 주사하거나, 즉시 병원에 후송하여 포도당 주사로 당을 공급해 주어야 한다.

---

4 **글루카곤(glucagon)이란?**
글루카곤이란 우리 몸에서 혈당이 떨어졌을 때 췌장에서 분비되는 호르몬으로 혈당을 높이는 작용을 하며 인슐린과 반대되는 작용을 하는 호르몬이다. 당뇨병 환자에서 갑작스런 심한 저혈당이 발생하여 의식을 잃거나 또는 경구로 당을 섭취할 수 없을 경우에 글루카곤을 주사하게 되면 아주 빠른 시간 내에 혈당을 높일 수 있다. 따라서 심한 저혈당이 자주 발생하는 사람은 글루카곤 응급 키트를 상비해 놓는 것이 좋으며 환자 가족 또는 환자를 돌보는 사람은 이의 사용법에 대해서 숙지해 놓는 것이 좋다.

▶ 저혈당이 발생하면 근본적인 원인을 찾아서 해결해야 하는데, 당뇨병이 계속 진행되고 유병기간이 길어지게 되면 저혈당이 발생하여도 이에 대한 몸의 경고 증상을 느끼지 못하는 경우도 생기게 된다. 그런데 이때 저혈당을 적절하게 치료하지 않게 되면 저혈당이 차후의 또 다른 저혈당을 유발하는 악순환을 하게 되어 건강에 심각한 해를 줄 수도 있다. 따라서 평소에 자가 혈당 검사를 통해 혈당 변화를 잘 관찰하여서 혈당이 너무 많이 떨어지지 않도록 해야 하며, 저혈당이 자주 발생하는 사람은 반드시 의사 또는 약사와 상담하도록 한다.

(2) 추천하고 싶은 식품 및 생활습관

■ 완전 정제되지 않은 현미 등 곡류, 야채 및 고섬유질 식사 등 주의하여야 할 식품을 제외하고 골고루 섭취하면서 규칙적인 생활을 한다.

> 알아두자!

당뇨병 환자의 생활습관 및 식이요법

▶ 균형 잡힌 식사를 한다.
▶ 저지방 식이를 한다.
▶ 섬유질이 풍부한 식품을 섭취한다.
▶ 충분한 수분섭취를 한다.
▶ 규칙적인 운동으로 정상체중을 유지하고 과체중이거나 비만일 경우에는 체중 감소가 필요하다.
▶ 규칙적으로 약물을 복용한다.
▶ 의료진의 지시에 따라 정기적으로 자가 혈당측정을 한다.
▶ 저혈당을 대비해서 적절한 탄수화물의 공급원(각설탕 또는 사탕)을 휴대한다.
▶ 당뇨환자임을 식별할 수 있는 카드나 표시를 휴대하고 다닌다.
▶ 매일 발검사를 시행하여 상처 또는 감염이 있는지를 확인한다.

4) 추천식단

당뇨병 치료제 복용시 추천하고 싶은 식품군으로 2일간의 식단을 구성하였다. 1일과 2일에 제시된 식단은 기호에 따라 두 식단 중 하나를 선택하여 반복 섭취하여도 좋다.

	1일	2일
아침	흑미밥(210g/300kcal)	콩밥(210g/300kcal)
	근대된장국(250g/35kcal)	토란국(210g/115kcal)
	오이숙주나물무침(50g/15kcal)	생선취나물조림(100g/234kcal)
	갈치구이(*조기구이)(100g/124kcal)	콩나물무침(50g/25kcal)
	배추김치(40g/15kcal)	갓김치(40g/15kcal)
점심	새싹비빔밥 (410g/500kcal)	현미밥(210g/300kcal)
		김치국(250g/34kcal)
	팽이된장국 (210g/110kcal)	골뱅이모듬야채무침(100g/82kcal)
		시금치나물(50g/41kcal)
	깍두기(40g/15kcal)	깻잎김치(40g/15kcal)
간식	우유(200g/125kcal)	·
저녁	잡곡밥(240g/334kcal)	보리밥(210g/300kcal)
	가자미미역국 (250g/100kcal)	무국(210g/134kcal)
		오징어포무침(50g/104kcal)
	배추겉절이(40g/15kcal)	느타리버섯전(100g/105kcal)
	가지무침(50g/19kcal)	오이소박이(35g/6kcal)
간식	토마토(250g/35kcal)	·
전체 열량	1,742kcal	1,810kcal

* (*)은 대체 음식을 나타낸다.

PART 2 내분비계 질환 치료제

06

갑상선 질환 치료제

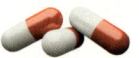

갑상선 질환에는 갑상선 호르몬이 정상보다 많이 분비되는 갑상선 기능항진증과 정상보다 적게 분비되는 기능저하증이 있다.

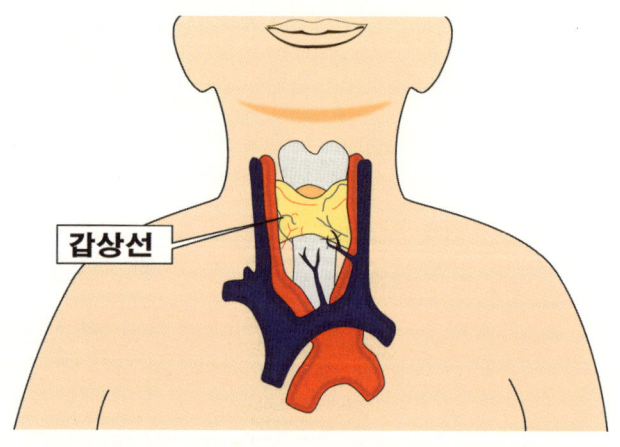

갑상선은 **갑상선 호르몬**을 분비하는 내분비기관으로 목의 앞쪽부분에 튀어나와 있는 물렁뼈('아담의 사과'라고 불리는) 아래에 위치하고 있다.

갑상선에서 분비되는 호르몬은 우리 몸의 거의 모든 기관에 영향을 미치게 되는데 태아, 신생아를 비롯하여 어린이의 경우 정상적인 **성장과 발달**에 중요한 역할을 하며, 성인에서는 **신진대사**를 조절하는 작용을 한다. 따라서 이러한 갑상선 기능에 문제가 생겨서 갑상선 호르몬의 분비에 장애가 생기게 되면 신진대사 속도에 이상이 생겨 다양한 증상을 유발하게 된다.

갑상선 기능항진증은 갑상선 호르몬이 정상보다 많이 분비되는 질환으로 그레이브스 병, 갑상선 결절(단단하고 작은 혹), 갑상선염에 의해 생길 수 있으며, 반대로 갑상선 호르몬이 정상보다 적게 분비되는 경우는 **갑상선 기능저하증**이라고 하는데, 갑상선염(하시모토 갑상선염, 산후 갑상선염, 아급성 갑상선염)이나, 또는 수술로 갑상선을 절제하거나, 방사성 요오드 치료에 의해 갑상선 조직이 파괴되면 발생할 수 있다.

또한 드물게 요오드의 섭취가 부족하거나, 또는 너무 많을 경우에도 일시적으로 갑상선 기능저하증이 발생할 수 있는데 이 경우에는 요오드의 섭취를 조절하면 기능을 회복할 수 있다. 갑상선 기능저하증의 치료는 부족한 갑상선 호르몬을 보충해주는 것이다.

1) 약물명

   대표적인 약물

   - 레보티록신(levothyroxine, 씬지로이드 정)
     - 합성 갑상선 호르몬으로 갑상선 기능저하증에 사용되는 약물

2) 복용법

   ─ **레보티록신 복용법** ─

   ▷ 아침식사 30분~1시간 전 공복시에 복용한다.
   ▷ 칼슘, 제산제, 철분제와는 함께 복용하지 말고 4시간 간격을 두고 복용한다.

   아하! 그렇군요!

   오렌지 또는 크랜베리 주스류에는 칼슘이 첨가된 경우가 많으므로 이러한 경우에 레보티록신과 함께 복용하지 않는다. 또한 대부분의 종합비타민에도 칼슘 및 철분이 함유되어 있으므로 레보티록신과 동시에 복용하지 않도록 한다.

3) 식품

   (1) 주의하여야 할 식품

   - 섬유질이 풍부한 식품
     - 레보티록신과 함께 섭취하게 되면 약물의 흡수를 감소시켜 약효를 떨어뜨릴 수 있다.

   아하! 그렇군요!

   평소에 고섬유질 식이를 하는 사람은 굳이 섭취량을 줄일 필요는 없다. 약물복용 시간을 조절하고 약효반응에 따라 약물용량을 조절할 수 있기 때문이다. 하지만 어떤 날은 음식물과 함께, 또 어떤 날은 공복시에 복용하는 등 불규칙한 식이와 더불어 약물을 불규칙하게 복용하게 되면, 약물의 체내흡수량에 변동이 많아져서 결과적으로 약효를 불규칙하게 만들 수 있으므로 주의하여야 한다.

■ 고이트로젠(goitrogen)[1]을 다량 함유한 식품
- 갑상선 기능에 영향을 줄 수 있다.

1 고이트로젠(goitrogen)이란?

고이트로젠은 갑상선 기능에 영향을 미치는 천연물질의 일종이다. 고이트로젠이라는 이름은 갑상선 호르몬 분비에 문제가 생기면 부족한 호르몬을 보충하기 위해 갑상선이 비대해지는 증상인 '갑상선종(goiter, 고이터)'에서 유래되었는데, 고이트로젠은 갑상선을 커지게 만들고 갑상선 호르몬 분비에 이상을 초래해서 갑상선 기능저하증을 유발한다.

고이트로젠을 비교적 많이 함유한 식품으로서는 십자화과(배추과)에 속하는 채소로서 브로콜리, 양배추, 꽃양배추, 케일 등이 있다.

> **아하! 그렇군요!**
>
> 고이트로젠이 많이 함유된 채소를 물에 살짝 데치거나 열을 가하는 등의 요리를 하게 되면 고이트로젠을 생성하는 효소를 파괴함으로써 고이트로젠의 작용을 감소시킬 수 있다.

■ 기타 소량 함유 식품
- 딸기, 시금치, 복숭아 등

■ 콩제품(두부, 발효콩 포함)

> **아하! 그렇군요!**
>
> 콩제품에는 이소플라본(isoflavones)이라는 천연 식물성 플라보노이드 성분이 함유되어 있는데 이소플라본은 갑상선 호르몬을 만드는데 필요한 효소의 작용을 억제함으로써 갑상선 호르몬을 감소시키는 것으로 알려져 있다.

일반적으로 대부분의 사람들에 있어서는 고이트로젠은 건강에 별 문제가 되지 않는다. 하지만 갑상선 질환이 있거나 갑상선 약물을 복용중인 환자는 의사 또는 약사와 상담하여 적당량을 일정하게 섭취하도록 한다. 예를 들어, 두부를 120g 정도 일주일에 2회 섭취하거나 또는 십자화과(배추과) 채소를 일주일에 2~3회 한 컵 분량 정도씩 섭취하는 것은 별 문제가 되지 않는다. 또한 고이트로젠은 열에 약하므로 요리해서 섭취하는 것도 한 방법이라고 할 수 있다.

알아두자!

▶ 약물을 공복시 복용해야 하는 여러 가지 이유 중 가장 주된 이유는 음식물에 의해 약물의 흡수가 지연되거나 감소하여 약효가 감소될 수 있기 때문이다. 하지만 식사 30분에서 1시간 전이나 식후 2시간 등의 공복시에 복용하여야 하는 약물은 자칫 복용을 잊어버리기 쉬울 뿐만 아니라 대개 복용시간을 맞추기도 어렵고, 또 경우에 따라서는 위장관 부작용 등을 유발하기 쉬운 경우가 종종 있다. 따라서 이렇게 약물복용을 잘 잊어버리는 사람에게는 약물의 흡수가 조금 감소되더라도 차라리 약물을 빠뜨리지 않고 규칙적으로 복용하는 것이 더 중요하다.

예를 들어 항생제는 부작용을 줄이기 위해 식사와 함께 또는 식후에 복용할 수도 있으며, 또한 본인의 식이습관에 따라 약물의 용량을 조절할 수 있는 경우도 있다. 따라서 이러한 문제가 있는 사람은 반드시 의사 또는 약사와 약물의 복용시간에 대하여 상담하여 본인이 약물을 빠뜨리지 않고 규칙적으로 잘 복용할 수 있는 시간과 방법을 선택하는 것이 좋다.

■ 갑상선 질환 치료제 복용시 주의하여야 할 식품들

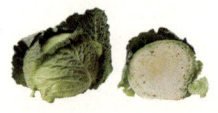 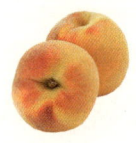 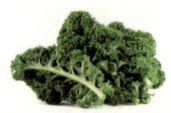 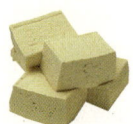

양배추　　　　　복숭아　　　　　케일　　　　　두부

(2) 추천하고 싶은 식품

■ 주의하여야 할 식품을 제외하고 골고루 균형 있게 섭취하는 것이 중요하다.

4) 추천식단

갑상선 질환 치료제 복용시 추천하고 싶은 식품군으로 2일간의 식단을 구성하였다. 1일과 2일에 제시된 식단은 기호에 따라 두 식단 중 하나를 선택하여 반복 섭취하여도 좋다.

	1일	2일
아침	쌀밥(210g/313kcal) 생태탕(700g/300kcal) 버섯양파볶음(50g/101kcal) 오징어채무침(50g/104kcal) 배추김치(40g/15kcal)	쌀밥(210g/313kcal) 굴미역국(250g/60kcal) 가자미찜(100g/135kcal) 감자샐러드(100g/116kcal) 알타리무김치(40g/15kcal)
간식	사과주스*(100g/44kcal)	우유(200g/125kcal)
점심	김밥(250g/306kcal) 북어국(250g/110kcal) 과일샐러드(100g/116kcal)	떡만두국 (1000g/470kcal) 배추김치(40g/15kcal)
간식	·	토스트(150g/358kcal)
저녁	쌀밥(210g/313kcal) 오뎅탕(250g/230kcal) 꽈리고추멸치볶음(25g/47kcal) 양상추샐러드(100g/116kcal) 백김치(60g/15kcal)	쌀밥(210g/313kcal) 조기매운탕(250g/80kcal) 연근조림(25g/56kcal) 미나리김무침(50g/74kcal) 섞박지(40g/15kcal)
전체 열량	2,130kcal	2,145kcal

* 사과주스는 섬유질을 제거한 식품임.

PART 2 내분비계 질환 치료제

07

골다공증 치료제

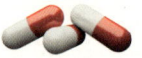

나이가 들수록 골량이 감소하며 뼈의 미세구조에 이상이 생기는
전신적인 골격계 질환인 골다공증이 생기게 되면
나중에는 뼈가 약해져서 부러지기 쉬운 상태가 된다.

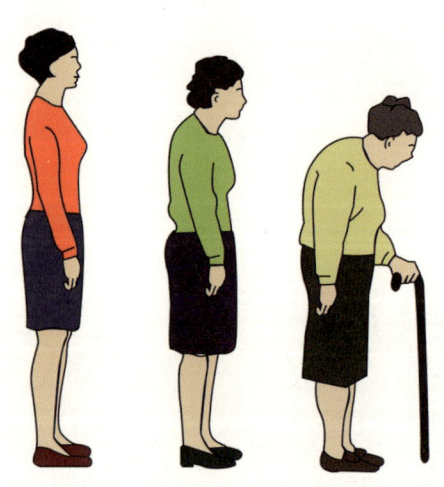

골다공증이란 골량이 감소하고 뼈의 미세구조에 이상이 생기는 전신적인 골격계 질환으로, 결과적으로 뼈가 약해져서 부러지기 쉬운 상태가 되는 것을 말한다. 골다공증에 의해 골절이 생기게 되면 독립적인 생활이 불가능하거나 주위의 보호가 필요하게 되는 경우가 많으며, 회복 후에도 골절 전의 활동적인 삶을 되찾는데 제약이 있을 수 있어 삶의 질이 현저하게 떨어질 수 있다.

또한 골다공증에 의한 대퇴골 골절 후에는 1년 이내 사망률이 20~25%이며, 척추골절은 일단 발생하면 수 년 이내에 다른 부위에 추가적인 척추 골절이 발생할 가능성이 매우 높아진다.

여성이 고관절 골절로 인해 사망할 위험은 유방암으로 인한 사망률과 같으며 이는 자궁 내막암의 사망률보다 4배나 높다고 알려져 있다. 이러한 골다공증은 나이가 들수록 발병률이 높아지며, 특히 여성에서는 폐경으로 인한 에스트로겐 결핍에 의해 골다공증이 발병하게 된다.

또한 골다공증은 코르티코스테로이드(corticosteroid), 항경련제 등의 약물복용이나 성선기능저하증, 당뇨병, 류마티스 관절염, 만성 신부전 등 다양한 전신질환에 의해 이차적으로 발생할 수도 있다. 골다공증의 예방과 치료는 가장 기본적으로 **적절한 칼슘 및 비타민 D 섭취, 금주, 금연, 운동** 등과 같은 일반적인 생활습관의 개선이 매우 중요하며, 필요할 경우 골다공증 예방 및 치료약물을 사용하게 된다.

최근에는 **비스포스포네이트(bisphosphonate)**라는 약물이 골다공증의 치료와 예방에 효과적으로 사용되고 있다.

1) 약물명

    비스포스포네이트(bisphosphonate) 계열 약물

    - 알렌드로네이트(alendronate, 포사맥스 정)
    - 리세드로네이트(risedronate, 악토넬 정)
    - 이반드로네이트(ibandronate, 본비바 정)

2) 복용법

    비스포스포네이트 제제 복용법

    ▷ 아침에 일어나자마자 음식물, 음료, 또는 다른 약물을 복용하기 최소한 30분~1시간 전에 충분한 양의 물(180~240ml)과 함께 복용한다.

    아하! 그렇군요!

    비스포스포네이트 제제를 복용할 때 주스, 커피, 미네랄 워터와 함께 복용하면 약물의 흡수를 방해하므로 함께 섭취하지 않는다.

    ▷ 약물복용 후 최소한 30분 동안은 눕지 말 것

    아하! 그렇군요!

    약물복용 직후에 눕게 되면 약물이 식도에 남아 식도를 자극하여 염증을 유발할 수 있다. 따라서 취침전이나 잠자리에서 완전히 일어나기 전에 약물을 복용해서는 안 된다.

알아두자!

골다공증의 식이요법

▶ 카페인 섭취를 제한한다.

> **아하! 그렇군요**
>
> 카페인은 소변으로 칼슘의 배설을 촉진시키므로 카페인이 함유된 커피나 차, 음료 등을 많이 마시지 않는다.
> * 카페인 함유 식품 – 커피, 차류(녹차 포함), 코코아, 콜라, 초콜릿

▶ 과도한 음주(하루 3잔 이상의 와인 또는 맥주 600cc 이상)를 피한다.

> **아하! 그렇군요**
>
> 과량의 알코올은 부갑상선 호르몬의 기능을 항진시켜 뼈로부터 칼슘을 빠져 나오게 할 뿐만 아니라 간에서 비타민 D가 활성형으로 변화되는 것을 방해한다. 비타민 D는 소장에서 칼슘흡수를 도와주는 역할을 한다. 따라서 알코올에 의해 결과적으로 칼슘흡수가 감소하게 된다. 또한 알코올은 소변으로의 칼슘배설을 증가시킨다. 반면에 소량의 알코올 음용은 에스트로겐의 농도를 높이고 뼈에 이로운 효과를 준다는 연구결과가 보고된 바 있다.

▶ 금연을 한다.

> **아하! 그렇군요**
>
> 흡연은 골다공증을 유발시키는 위험인자이다.

골다공증에는 칼슘과 비타민 D가 많이 함유된 식품을 섭취하고, 필요할 경우 보충제를 복용한다.

골다공증 예방을 위한 칼슘 및 비타민 D 섭취 권장량

▶ **칼슘**(중멸치 5g에 칼슘 64.5mg 함유)
  - 9~18세 : 하루 1,200mg(중멸치 약 100g)
  - 18~49세 : 하루 1,000mg(중멸치 약 80g)
  - 50세 이상 : 하루 1,200mg(중멸치 약 100g)

▶ **비타민 D**
  - 50세 이상 : 800~1,000IU[1] (대한골대사학회 권장사항)

---

1 비타민 D 1mcg는 40IU, 20~25mcg은 800~1,000IU임
20~25mcg에 해당하는 식품의 양은 연어 60~70g, 청어 120g, 뱀장어 140g, 건표고버섯 150g 정도임.

▶ 국민건강영양조사에 따르면 우리나라 성인에서의 칼슘과 비타민 D의 섭취가 불충분한 것으로 보고되고 있다. 따라서 골다공증을 예방하기 위해서는 평소에 칼슘과 비타민 D가 함유된 식품을 많이 섭취하여야 하며, 음식으로부터의 섭취가 불충분할 경우에는 보충제의 투여가 필요하다.

> **아하! 그렇군요**
>
> 골다공증을 예방하기 위해 하루 1,000~1,500mg의 칼슘을 섭취하고 하루 20~30분간 야외에서 햇빛을 쪼이게 되면 피부로부터 합성이 활발하게 된다. 만약 이러한 생활이 여의치 않을 경우에는 칼슘과 함께 비타민 D 보충제를 복용한다.

▶ 짜게 먹지 않는다.
  과도한 나트륨 섭취시 칼슘의 배출을 촉진시켜 골다공증의 가능성이 높아진다.

3) 식품

(1) 주의하여야 할 식품

- 카페인 함유 음료 및 식품을 피한다.
- 젓갈 등 짠 염장식품을 피한다.
- 가공식품을 피한다.

■ **골다공증 치료제 복용시 주의하여야 할 식품들**

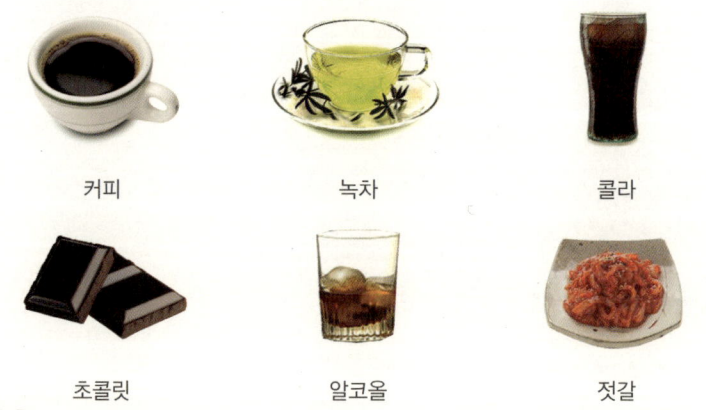

커피   녹차   콜라
초콜릿   알코올   젓갈

(2) 추천하고 싶은 식품

칼슘과 비타민 D가 많이 함유된 식품

■ 칼슘이 많이 함유된 식품
우유, 요거트, 아이스크림, 치즈 등의 유제품, 두부, 뼈째 먹는 생선이나 생선 통조림, 아몬드, 브로콜리, 칼슘 강화 오렌지 주스나 두유, 굴, 새우, 김 등

■ 비타민 D가 많이 함유된 식품
청어, 연어, 정어리, 참치 통조림, 우유, 달걀, 뱅어포

> **알아두자!**

골다공증의 생활습관

▶ 규칙적인 운동, 특히 체중부하운동 및 근육강화운동을 한다.
  − 걷기, 계단 오르기, 조깅, 테니스 등의 체중부하운동을 매일 30분씩 하도록 하며, 근육 강화 운동은 일주일에 2회 이상 20~30분씩 하는 것이 좋다.

▶ 낙상을 예방하기 위한 생활환경을 조성한다.
  − 실내바닥에 발이 걸려 넘어질 수 있는 물건들을 치운다(카펫, 전기코드 등).
  − 실내조명을 밝게 유지한다.
  − 목욕탕 바닥이 미끄럽지 않게 하고, 가능하면 욕조나 변기 근처에 손잡이를 설치한다.
  − 시력에 문제가 있을 경우에는 안경을 착용하도록 한다.
  − 잦은 사용이 필요한 물건들은 손이 잘 닿는 곳에 보관하도록 하여, 간이의자 등을 사용하여 높은 곳에 올라가는 일을 피하도록 한다.
  − 어지럽거나 졸음이 오는 약물을 복용할 경우에는 낙상이 발생하지 않도록 특히 주의한다(감기약, 알레르기약, 수면제 등).

4) 추천식단

골다공증 치료제 복용시 추천하고 싶은 식품군으로 2일간의 식단을 구성하였다. 1일과 2일에 제시된 식단은 기호에 따라 두 식단 중 하나를 선택하여 반복 섭취하여도 좋다.

	1일	2일
아침	율무밥(210g/300kcal) 토란들깨탕*(210g/95kcal) 풋마늘쇠고기볶음(30g/45kcal) 브로콜리초무침(100g/43kcal) 깍두기(40g/15kcal)	보리밥(210g/300kcal) 꽃게된장찌개(210g/120kcal) 두부청경채볶음(60g/50kcal) 미역초무침(100g/33kcal) 배추김치(40g/15kcal)
점심	차조밥(210g/300kcal) 참치김치찌개(250g/150kcal) 파전(100g/119kcal) 돌나물무침(*시금치, 콩나물, 파래)(30g/25kcal) 깻잎김치(40g/15kcal)	쌀밥(210g/313kcal) 달걀탕(250g/246kcal) 돼지갈비찜(150g/324kcal) 고추지무침(50g/32kcal)
간식	요거트(150g/98kcal)	칼슘강화 오렌지 주스(100g/42kcal)
저녁	보리밥(210g/300kcal) 조개된장국(210g/110kcal) 닭살피망조림(200g/210kcal) 뱅어포구이(10g/36kcal) 배추김치(40g/15kcal)	현미밥(210g/300kcal) 쇠고기버섯전골(300g/150kcal) 큰멸치고추장볶음(30g/30kcal) 감자샐러드(100g/116kcal) 열무김치(*배추김치)(40g/15kcal)
전체 열량	1,876kcal	2,086kcal

* (*)은 대체 음식을 나타낸다.
* 재료에 따라 조리법을 다르게 할 수 있다.
* 김치의 경우 본인이 원하는 김치로 바꾸어 먹을 수 있다.
* 열량을 증가시킬 경우 아침, 점심사이에 간식을 섭취하면 된다.
  (예: 아침과 점심 사이에 아몬드를 섭취하거나 피자 1조각을 섭취)
* 토란이 없는 계절에는 쑥국, 생태탕, 대구탕 등 채소나 생선을 이용한 국을 섭취 하도록 한다.

PART 2 내분비계 질환 치료제

08
칼슘제

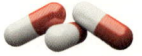

칼슘은 우리 몸 안에 다량 존재하는 무기질로서
신경, 근육, 골격계의 기능 뿐 아니라 세포의 생리작용 및 활성을 유지하는데
필수적인 역할을 하는 구성성분이다.
특히 폐경 후의 여성이나 노인의 경우
골다공증의 예방을 위해 칼슘제의 보충이 필요하다.

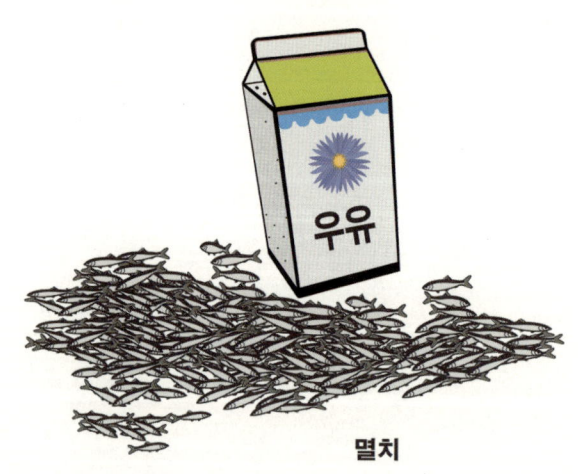

멸치

칼슘은 우리 몸 안에 다량 존재하는 무기질로 신경, 근육, 골격계의 기능 뿐 아니라 세포의 생리작용 및 활성을 유지하는데 필수적인 역할을 하는 구성성분이다.

뼈의 구성성분으로 뼈조직과 근육수축과 관련한 칼슘의 작용은 많이 알려져 있으며 이 외에도 칼슘은 혈액응고, 신경전도 및 심장에서의 전기전도에 있어서도 중요한 역할을 한다. 따라서 이러한 칼슘이 체내에 부족하게 되면, 뼈가 약해져서 부러지기 쉬운 상태가 되는 골다공증을 비롯하여 혈액응고장애와 심한 경우에는 심장부정맥 등을 유발할 수 있다. 일반적으로 칼슘 공급은 균형잡힌 식생활을 통해 이루어지는 것이 가장 좋다. 만일 식생활을 통해 하루 필요량의 칼슘을 섭취할 수 없다면 칼슘보충제를 복용해야 한다.

칼슘은 칼슘결핍을 예방 또는 치료하기 위한 목적으로 사용되는데 특히 **폐경기 여성**에서의 **골다공증**을 예방 또는 치료하기 위해 칼슘제는 보충제로 사용된다. 칼슘의 체내 흡수를 높이기 위해서는 비타민 D와 함께 섭취하는 것이 좋으며, 나이가 들수록 햇빛에 쪼이는 시간을 늘여야 하는 이유도 이 때문이다.

또한 제산제로서 위장 내의 위산을 중화함으로써 **소화성 궤양 치료의 보조요법**으로 사용되기도 하며, **말기 신장질환**을 가진 환자에서 인(P)의 체내흡수를 억제하기 위한 목적으로도 사용된다. 따라서 칼슘제는 이러한 복용목적에 따라 최적의 복용시간이 달라질 수 있다.

1) 약물명

   대표적인 약물

   - 탄산칼슘(calcium carbonate, 탄산칼슘 정)
   - 구연산칼슘(calcium citrate, 칼테오 정)
   - 초산칼슘(calcium acetate, 포슬로 정)
     - 말기 신장질환자의 고인산혈증에 사용한다.

2) 복용법

   (1) 칼슘보충제로서의 복용법
   ▷ 식사와 함께 또는 식후 즉시 복용한다.

   > **아하! 그렇군요!**
   >
   > 가장 보편적으로 많이 사용되는 탄산칼슘은 위장 내의 환경이 산성일수록 칼슘이 잘 흡수되므로 식사와 함께 또는 식후 즉시 복용하는 것이 가장 좋다. 그런데 나이가 들면서 위산의 분비가 줄어드는데 이런 경우에는 위산의 도움 없이도 흡수가 잘되는 구연산 칼슘을 복용하는 것이 좋다.

   > **아하! 그렇군요!**
   >
   > 칼슘제는 한꺼번에 너무 많은 양을 복용하게 되면 체내에 흡수되는 양이 줄어들기 때문에 1회 500~600mg 정도의 칼슘을 하루에 여러 번 복용하는 것이 흡수에 도움이 된다.

   (2) 제산제로서의 복용법
   ▷ 식후 1시간, 3시간 및 취침 전 복용한다.

   (3) 인결합제(신장질환)로서의 복용법
   ▷ 식사 또는 스낵과 함께 복용한다.

> **알아두자!**
>
> 칼슘보충제 과량 복용시 부작용
>
> ▶ 고칼슘혈증 유발
> - 특히 많은 양의 비타민 D를 복용할 때 칼슘의 흡수가 더욱 증가한다.
>
> * 고칼슘혈증
> - 혈장 속의 칼슘 농도가 정상치(8.8~10.4mg/dL)보다 높은 상태로서 심하지 않을 경우에는 거의 증상이 없지만 예민한 사람의 경우 메스꺼움, 식욕부진, 두통, 갈증, 흥분 등의 증세가 나타난다.

3) 식품

(1) 주의하여야 할 식품

■ 옥살산, 피틴산 또는 인이 다량 함유된 식품

> **아하! 그렇군요!**
>
> 옥살산, 피틴산, 또는 인이 함유된 음식은 칼슘과 결합하여 불용성의 염을 형성함으로써 칼슘의 흡수를 방해한다. 특히 인의 경우 체내에서 칼슘과 인의 섭취 비율은 약 1 : 1이다. 인을 많이 섭취하면 칼슘과의 비율이 맞지 않아 칼슘의 흡수가 방해되므로 인이 많은 식품은 피하도록 한다.

> **옥살산이 많이 함유된 식품**
>
> 시금치를 비롯한 푸른 잎채소, 초콜릿, 코코아, 땅콩, 강낭콩, 블루베리, 산딸기, 딸기, 귤, 포도, 차

피틴산이 많이 함유된 식품
곡류, 견과류, 콩류

인이 많이 함유된 식품
우유 및 유제품, 치즈, 견과류(아몬드, 땅콩, 호두 등), 생선, 곡물, 말린 과일, 초콜릿, 코코아

- 비타민 A

> **아하! 그렇군요!**
>
> 하루에 1,500~2,000mcg(5,000~6,700IU)[1] 정도 과량 복용할 경우 골소실을 유발하여 칼슘의 작용을 상쇄시킬 수 있다(단, 베타카로틴이나 다른 카로틴류는 제외).

비타민 A가 많이 함유된 식품
간(소·돼지·닭·칠면조·생선), 당근, 브로콜리 잎, 고구마, 버터, 케일, 시금치, 호박

- 카페인 음료
  - 커피, 콜라, 홍차 등(신장에서 칼슘 배설을 증가시킨다)

- 칼슘제 복용시 주의하여야 할 식품들

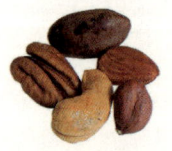
견과류

당근

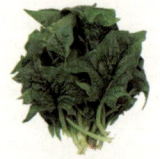
시금치

---

1 비타민 A 1IU는 0.3mcg, 비타민 A 2,000mcg은 약 6,700IU임.

(2) 추천하고 싶은 식품

- 칼슘제 복용시 주의하여야 할 식품을 제외하고 모든 식품을 골고루 균형 있게 섭취한다.

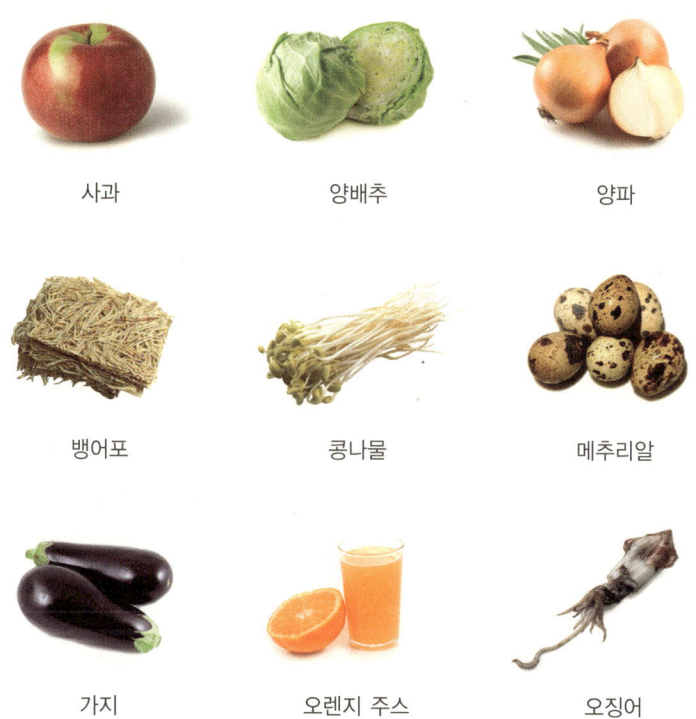

사과	양배추	양파
뱅어포	콩나물	메추리알
가지	오렌지 주스	오징어

> **알아두자!**
>
> ▶ 일반적으로 식이로 섭취하는 칼슘이 부족한 사람, 특히 우유나 유제품 또는 우유 속 유당을 소화시키지 못하는 유당불내증인 경우 칼슘 보충제를 사용한다. 대부분의 칼슘 보충제는 잘 흡수되기는 하나, 식품으로서 섭취되는 칼슘보다 철분 등 다른 무기질의 흡수를 방해할 수 있으므로 식사 형태를 바꾸어서 섭취를 증가시키는 노력이 바람직하다.

4) 추천식단

칼슘제 복용시 추천하고 싶은 식품군으로 2일간의 식단을 구성하였다. 1일과 2일에 제시된 식단은 기호에 따라 두 식단 중 하나를 선택하여 반복 섭취하여도 좋다.

	1일	2일
아침	쌀밥(210g/313kcal) 콩나물국(250g/50kcal) 무나물(30g/25kcal) 돼지불고기(100g/124kcal) 배추김치(40g/15kcal)	쌀밥(210g/313kcal) 근대된장국(250g/35kcal) 메추리알곤약조림(40g/70kcal) 감자볶음(40g/66kcal) 열무김치(*배추김치)(40g/15kcal)
점심	쌀밥(210g/313kcal) 오징어찌개(300g/62kcal) 숙주나물무침(50g/41kcal) 미역줄기볶음(50g/12kcal) 갓김치(*오이소박이)(40g/15kcal)	쌀밥(210g/313kcal) 순두부찌개(250g/120kcal) 쇠고기버섯볶음(30g/55kcal) 쑥갓나물(50g/41kcal) 깻잎김치(40g/15kcal)
간식	사과(200g/100kcal)	바나나(100g/50kcal)
저녁	쌀밥(210g/313kcal) 육개장(300g/210kcal) 파래무침(30g/43kcal) 가지양파볶음(50g/75kcal) 배추김치(*오이부추김치)(40g/15kcal)	쌀밥(210g/313kcal) 조갯살미역국(250g/60kcal) 닭볶음탕(200g/323kcal) 양상추샐러드(100g/116kcal) 무말랭이무침(25g/23kcal)
전체 열량	1,726kcal	1,928kcal

* (*)은 대체 음식을 나타낸다.
* 아침과 점심 사이에 간식을 추가하면 성별과 연령에 따른 열량을 맞출 수 있다.

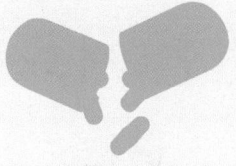

PART 3

혈액 질환 치료제

PART 3 혈액 질환 치료제

09

빈혈 치료제

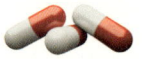

혈액 중의 혈색소(헤모글로빈)가 감소하거나 적혈구 수 또는 용적의 감소에 의해서
혈액의 산소운반 기능이 저하되어
말초조직에 산소공급이 줄어들어 나타나는 증상을 빈혈이라 한다.

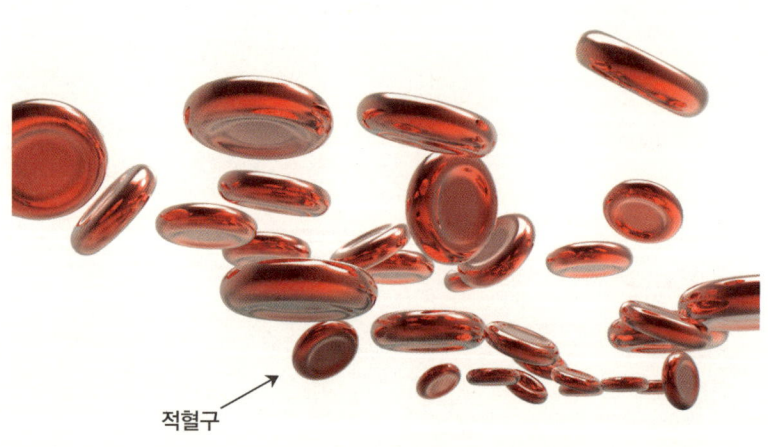

적혈구

빈혈이란 혈액 중의 혈색소(헤모글로빈)가 감소하거나 적혈구 수 또는 용적의 감소에 의해서 혈액의 산소운반 기능이 저하되어 말초 조직에 산소공급이 줄어들어 나타나는 증상으로 세계보건기구(WHO)에 따르면 헤모글로빈의 수치가 **남자에서는 13g/dL, 여자에서는 12g/dL 미만**일 경우 빈혈로 정의된다.

빈혈은 발병원인에 따라 철결핍성 빈혈, 거적아구성 빈혈, 용혈성 빈혈, 재생불량성 빈혈, 속발성(이차성) 빈혈 등으로 나눌 수 있는데 그 중에서 **철결핍성 빈혈**이 가장 흔한 형태로 이는 철분의 부족 때문에 헤모글로빈의 합성이 원활하지 못하여 발생하게 된다.

즉, 체내 철분의 저장량이 부족한 상태이며 아직 임상적 증상이 나타나지는 않은 단계이나, 쉽게 빈혈증으로 발전하므로 철분 섭취의 증가 조치가 필요한 단계이다.

일반적인 증상으로는 **안색이 창백해지고, 어지러움, 두통, 피로감, 심계항진, 수족냉증** 등의 증상을 호소하게 된다. 또한 철분은 우리 몸에서 세포호흡, 에너지 대사, DNA 합성 등 모든 세포의 기능을 유지하는데 필수적인 역할을 담당하는 영양소이므로 철결핍성 빈혈이 발생하게 되면 신경전달물질의 기능에 장애가 생기거나, 면역 기능이나 염증 방어기전에도 이상을 초래할 수 있다.

이러한 철결핍성 빈혈의 치료는 일차적으로 식이요법과 경구용 철분제의 보충을 통해서 이루어지게 된다.

1) 약물명

- 황산제일철(ferrous sulfate, 훼로바-유 서방정)
- 글루콘산제이철(ferric gluconate, 훼리탑 캅셀)
- 수산화제이철폴리말토스(ferric hydroxide-polymaltose, 훼럼포라 정)
- 황산철글리신(ferrous glycine sulfate, 헤모콘틴 정)

2) 복용법

빈혈 치료제 복용법

▷ 식전 1시간 또는 식후 2시간에 복용하는 것이 철분흡수가 가장 많이 된다.
▷ 위 장관 부작용이 나타나는 경우에는 음식물과 함께 복용 가능하다.
▷ 충분한 양의 물 또는 주스와 함께 복용한다.

아하! 그렇군요!

주스에 함유되어 있는 비타민 C는 철분이 체내에서 흡수되기 쉬운 형태로 유지시켜 준다.

▷ 제산제, 커피, 차, 유제품, 통밀빵, 달걀 등은 철분 복용 1시간 전 또는 2시간 이후에 섭취하도록 한다.

아하! 그렇군요!

제산제나 유제품에 들어있는 칼슘성분을 비롯하여 섬유질 성분과 차의 떨떠름한 맛을 내는 탄닌(tannin) 성분은 철분과 결합하여 체내흡수를 방해한다.

3) 식품

(1) 주의하여야 할 식품

- 섬유질이 많이 함유된 식품(통밀, 콩류, 고구마순, 건버섯류)
  - 철분이 흡수되는 것을 방해한다.

- 칼슘이 많이 함유된 식품(우유, 치즈, 두부, 케일)
  - 철분이 흡수되는 것을 방해한다.

- 빈혈 치료제 복용시 주의하여야 할 식품들

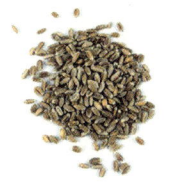 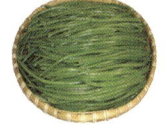 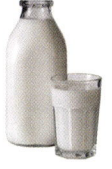 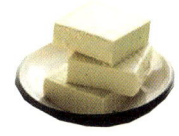

통밀   고구마순   우유   두부

(2) 추천하고 싶은 식품

- 철분이 많이 함유된 식품
  - 현미, 보리쌀, 굴, 쑥, 호박나물, 근대, 무청, 미나리
- 비타민 C가 많이 함유된 식품
  - 오렌지 주스, 브로콜리, 감자, 사과

> **아하! 그렇군요!**
>
> 오렌지 주스를 비롯하여 비타민 C가 많이 함유된 음식을 함께 섭취할 경우 철분이 체내로 흡수되는 것을 증가시킬 수 있다.

- 헴철[1]을 많이 함유한 식품
  - 육류, 어패류, 가금류

---

1 헴철(heme iron) 식이 내의 철분은 헴철과 비헴철의 두 가지 형태로 존재하며 헤모글로빈과 미오글로빈(철을 함유한 근육단백질)의 구성성분으로 존재하는 철분. 육류 철분 중 약 40%가 헴철이며 비교적 쉽게 흡수된다.

4) 추천식단

빈혈 치료제 복용시 추천하고 싶은 식품군으로 2일간의 식단을 구성하였다. 1일과 2일에 제시된 식단은 기호에 따라 두 식단 중 하나를 선택하여 반복 섭취하여도 좋다.

	1일	2일
아침	보리밥(210g/300kcal) 조개탕(250g/100kcal) 호박나물(50g/42kcal) 미나리생채(90g/32kcal) 배추김치(40g/15kcal)	쌀밥(210g/313kcal) 쑥국(250g/80kcal) 감자조림(150g/44kcal) 삼치구이(100g/124kcal) 열무김치(40g/15kcal)
간식	사과(200g/100kcal)	오렌지 주스(100g/50kcal)
점심	김치말이국수 (550g/420kcal) 채소샐러드(100g/116kcal) 닭강정 (150g/274kcal)	쌀밥(210g/313kcal) 팽이버섯맑은장국(250g/110kcal) 브로콜리초장무침(70g/22kcal) 제육볶음(150g/260kcal) 양파장아찌(50g/60kcal)
간식	귤(100g/50kcal)	토마토(250g/35kcal)
저녁	쌀밥(210g/313kcal) 꽃게탕(300g/98kcal) 낙지볶음(150g/90kcal) 부추전(180g/158kcal) 파김치(40g/15kcal)	쌀밥(210g/313kcal) 근대된장국(250g/35kcal) 소고기양배추불고기(100g/210kcal) 도라지오이생채(50g/25kcal) 배추김치(40g/15kcal)
전체 열량	2,123kcal	2,024kcal

* 식단은 철분함량이 많은 식품을 위주로 구성되어 있으므로 철분제 섭취시 함량을 정확하게 알고 철분이 과잉으로 섭취되지 않도록 주의한다.

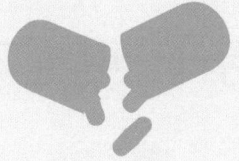

PART 4

경구 피임제

PART 4 경구 피임제

10
경구 피임제

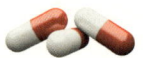

경구 피임제는 계획되지 않은 임신을 예방하기 위해 복용하는 약물로,
여성의 난소에서 난자가 배출되는 것을 막고
수정을 방해하는 호르몬이 주성분이다.

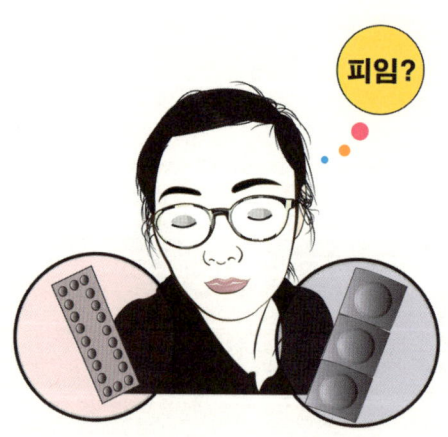

경구 피임제는 계획되지 않은 임신을 예방하기 위해 경구로 복용하는 약물로, 여성의 난소에서 난자가 배출되는 것을 막고 수정을 방해하는 호르몬이 주성분으로 되어 있다.

일반적으로 **에스트로겐(estrogen)**과 **프로게스틴(progestin) 복합제제**가 주로 사용되며, 프로게스틴 단일제제[1]도 모유수유를 할 경우 등에 사용된다. 경구 피임제는 완전하게 사용하였을 경우, 에스트로겐/프로게스틴 복합제제는 97~99%, 프로게스틴 단일제제는 95%의 임신방지 효과를 나타낸다. 경구 피임약을 최소 1년간 복용할 경우 복용을 중단하더라도 오랜 기간 동안의 자궁내막암과 난소암을 예방하는 효과가 있다. 경구 피임약의 부작용은 35세 이하의 여성에게는 비교적 적은 편이며 처음 사용할 경우, 생리의 양이 많아지는 사람도 있다. 대부분의 여성은 생리주기가 짧아지고 생리의 양도 적어진다.

경구 피임제는 다른 약물과 마찬가지로 사용에 따른 이득과 부작용의 위험이 함께 존재하는데, 특히 **뇌혈관질환이나 관상동맥질환, 혈전정맥염, 편두통, 고혈압, 유방암, 간질환, 35세 이상의 흡연자** 등은 경구 피임제를 사용하지 말아야 하므로 반드시 전문가와 잘 상담하여서 사용하도록 하여야 한다.

---

[1] 프로게스틴 단일제제
프로게스틴 단일제제는 현재 국내에서 응급피임약의 용도로 사용되는 제제 이외에는 일반 피임제로는 시판되지 않는다.

1) 약물명

   대표적인 약물

   (1) 복합제제

   - ethinyl estradiol 0.02mg/desogestrel 0.15mg(머시론)
   - ethinyl estradiol 0.02mg/drospirenon 3mg(야즈)
   - ethinyl estradiol 0.03mg/levonorgestrel 0.15mg(미니보라30)

   (2) 단일제제

   - levonorgestrel 0.75mg(레보노민)
   - 응급피임약

2) **복용법**

   (1) 경구 피임제 복용법
   ▷ 매일 일정시간에 복용 – 위장장애를 줄이기 위해 음식과 함께 복용할 수 있다.

   (2) 경구 피임제 복용시 가능한 부작용
   ▷ 비타민 B$_2$(리보플라빈, riboflavin) 결핍

   아하! 그렇군요!

   비타민 B$_2$(리보플라빈)은 피부와 눈의 보호작용을 비롯하여 우리 몸에서 단백질, 지방, 탄수화물이 에너지원으로 바뀌어 인체기능을 유지하는데 중요한 역할을 하는 영양소이다. 에스트로겐은 비타민 B$_2$를 필요로 하는 여러 생체반응을 자극하는 작용을 나타내므로 비타민 B$_2$의 요구량이 증가하게 되는데, 만일 경구 피임제를 복용하는 사람에서 균형 잡힌 식사를 통해 충분한 비타민 B$_2$를 섭취하지 않으면 입술 가장자리가 갈라지거나, 입술, 혀, 입의 통증, 피부염, 눈의 통증 또는 가려움증 등의 결핍증상을 유발할 수 있다.

> 비타민 B₂가 함유된 식품

우유, 대엽채소(잎이 넓은 채소), 강화곡류, 간, 달걀

▷ 엽산 결핍

> 아하! 그렇군요!

　초기의 임상연구에서는 일반적으로 높은 용량(하루 50mcg 이상)의 경구용 에스트로겐을 장기간 사용했을 경우 엽산의 혈중농도와 체내 저장량이 감소된다고 보고되었으나, 실제로 임상적으로 유의할 만한 상호작용은 관찰되지 않았다. 더구나 최근에는 경구 피임제에 함유된 에스트로겐 함량이 이전보다 감소되어 20~35mcg 용량의 제제가 많이 사용된다. 따라서 일반적인 영양섭취기준에 맞는 엽산을 음식으로부터 섭취할 경우 별도의 보충제 투여는 필요하지 않다.

> 엽산이 많이 함유된 식품

간, 케일, 파슬리, 브로콜리 싹, 오렌지, 멜론, 아몬드 등

3) 식품

(1) 주의하여야 할 식품 및 생활습관

■ 자몽주스

> 아하! 그렇군요!

　에스트로겐의 분해를 억제함으로써 에스트로겐의 혈중농도를 상승시켜 부작용을 유발할 수 있다.

■ 비타민 C

> **아하! 그렇군요!**
>
> 에스트로겐의 흡수를 증가시켜 약물의 농도를 높이고 부작용을 유발할 수 있다.

■ 카페인

> **아하! 그렇군요!**
>
> 에스트로겐은 간에서 카페인이 산화되는 것을 억제하여 카페인의 배설을 감소시키기 때문에 메스꺼움, 진전(떨림), 심장박동 항진 등과 같은 카페인에 의한 부작용이 나타날 수 있다. 따라서 카페인이 함유되어 있는 커피, 차(녹차 포함), 콜라, 초콜릿 등은 피하는 것이 좋다.

■ 칼슘

> **아하! 그렇군요!**
>
> 에스트로겐은 칼슘의 흡수를 증가시킨다. 이러한 작용은 대체로 우리 몸에 이로울 수 있지만, 이미 혈액 중의 칼슘농도가 높은 고칼슘혈증 환자나 신장결석 환자에서는 주의하여야 한다.

■ 흡연

> **아하! 그렇군요!**
>
> 흡연은 에스트로겐의 혈액응고 촉진작용을 강화시켜 뇌졸중, 혈전색전증, 심부정맥혈전증 등을 유발할 수 있다. 특히 나이가 35세 이상이거나 또는 하루에 15개피 이상의 담배를 피우는 여성에서는 이러한 위험성이 더 많이 증가하므로 경구 피임제를 사용해서는 안 된다.

■ 경구 피임제 복용시 주의하여야 할 식품과 생활습관

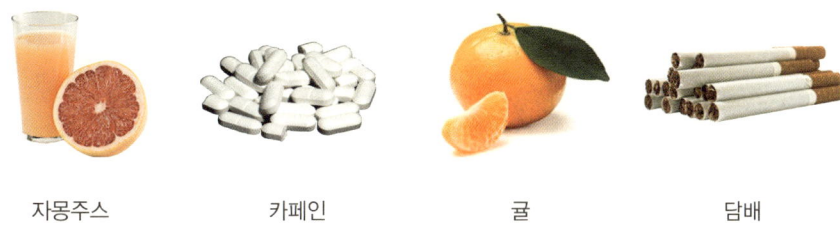

| 자몽주스 | 카페인 | 귤 | 담배 |

(2) 추천하고 싶은 식품

■ 경구 피임제 복용시 주의하여야 할 식품을 제외하고 모든 식품을 골고루 균형 있게 섭취한다.

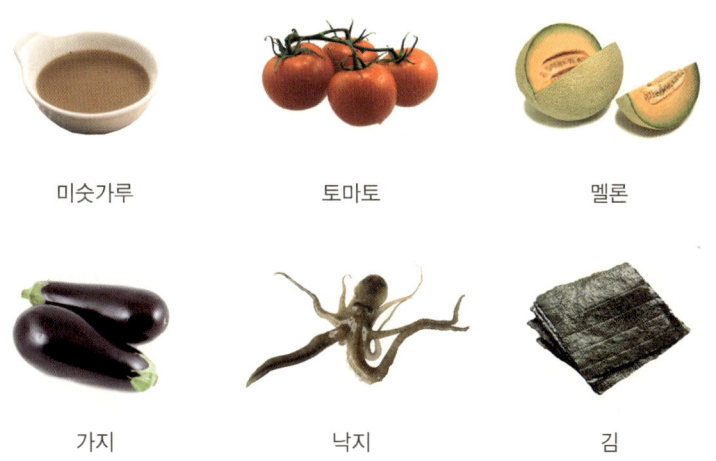

| 미숫가루 | 토마토 | 멜론 |
| 가지 | 낙지 | 김 |

4) 추천식단

경구 피임제 복용시 추천하고 싶은 식품군으로 2일간의 식단을 구성하였다. 1일과 2일에 제시된 식단은 기호에 따라 두 식단 중 하나를 선택하여 반복 섭취하여도 좋다.

	1일	2일
아침	쌀밥(210g/313kcal) 냉이된장국(*된장국)(210g/110kcal) 마늘쫑볶음(25g/49kcal) 오징어튀김(80g/140kcal) 배추김치(40g/15kcal)	잡곡밥(210g/300kcal) 우렁된장찌개(210g/110kcal) 도라지오이생채(50g/31kcal) 시금치나물(50g/41kcal) 김구이(2.2g/3kcal) 파김치(40g/15kcal)
간식	미숫가루(20g/85kcal)	토마토(250g/35kcal)
점심	쌀밥(210g/313kcal) 족발(150g/165kcal) 상추(15g/5kcal) 무생채(50g/31kcal) 부추겉절이(110g/34kcal)	쌀밥(210g/313kcal) 콩나물국(250g/50kcal) 낙지볶음(150g/90kcal) 파래무침(30g/43kcal) 무배추김치(40g/15kcal)
간식	멜론(100g/88kcal)	토스트(150g/358kcal)
저녁	보리밥(210g/300kcal) 순대국(300g/127kcal) 숙주나물(50g/15kcal) 깻잎장아찌(15g/5kcal) 깍두기(40g/15kcal)	영양밥(240g/334kcal) 애호박찌개(250g/120kcal) 가지무침(50g/19kcal) 두릅나물(50g/15kcal) 묵은지(40g/15kcal)
전체 열량	1,810kcal	1,907kcal

※ (*)은 대체 음식을 나타낸다. / ※ 과일은 제철과일을 이용하는 것이 좋다.

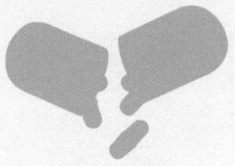

PART 5

해열 진통 소염제

PART 5 해열 진통 소염제

11
해열 진통 소염제

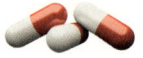

해열, 진통 및 소염작용을 가지고 있는 약물들을
해열 진통 소염제라 하며
주로 두통, 치통, 근육통, 수술 후 통증 등에 사용된다.

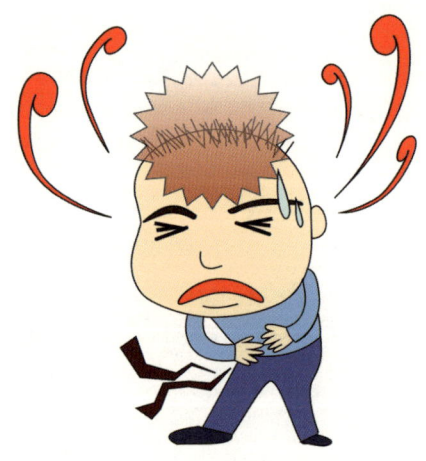

해열, 진통 및 소염작용을 가지고 있는 약물들을 비스테로이드성 소염제라 부르며 **비스테로이드성 소염제(Non-Steroidal Anti-Inflammatory Drug)**라 표기하고, 영어로는 간단하게 약자로 'NSAIDs(엔새드)'라고 부른다.

이 약물에는 우리가 잘 알고 있는 **아스피린**을 비롯하여 **이부프로펜** 등 많은 약물들이 포함되어 있으며, 두통, 치통, 근육통, 수술 후 통증 등을 비롯한 다양한 급·만성 통증과 류마티스 질환 및 골관절염 등의 염증성 질환, 그리고 발열이 있을 때 사용한다.

대표적 약물인 아스피린은 지금까지 거의 100여 년 이상 사용되어 오고 있는 약물로 일명 살리실산(salicylic acid)이라고도 한다. 아스피린은 **해열, 진통, 소염작용**이 있어 각종 통증질환이나 다양한 염증성 질환에 사용되고 있다. 또한 아스피린은 소량만으로도 **혈액응고를 억제**하는 작용이 있어 **뇌졸중**이나 **심근경색**과 같은 심혈관계 질환의 예방목적으로 많이 사용되는 약물이다.

타이레놀이라는 상품명으로 더 잘 알려진 대표적인 기타 해열 진통제인 아세트아미노펜(acetaminophen)은 통증을 완화시키고 해열 목적으로 사용되는데, 다른 진통 소염제와는 달리 항염증 작용은 없다. 아세트아미노펜은 비교적 부작용이 적은 안전한 약물로 알려져 처방전 없이 약국에서 쉽게 구입할 수 있다.

하지만 이렇게 안전성이 어느 정도 입증된 약물이라 하더라도 잘못 사용하거나 남용하게 되면 치명적인 부작용을 일으킬 수 있으므로 반드시 의사 또는 약사와 상담하여 약물을 올바르게 사용하여야 한다.

1) 약물명

   (1) 대표적인 비스테로이드성 진통 소염제

- 아스피린(aspirin, 아스피린 정)
- 이부프로펜(ibuprofen, 부루펜 정, 부루펜 시럽)
- 나프록센(naproxen, 낙센 정)
- 디클로페낙(diclofenac, 디클로페낙 정)
- 피록시캄(piroxicam, 피록시캄 캅셀)
- 인도메타신(indomethacin, 인도메타 캅셀)
- 쎄레콕시브(celecoxib, 쎄레브렉스 캅셀)

   (2) 대표적인 기타 해열 진통제

- 아세트아미노펜(acetaminophen, 타이레놀 정)

2) 복용법

   (1) 비스테로이드성 진통 소염제 복용법

- 아스피린
  - 음식과 함께 복용한다.

   아하! 그렇군요!

   아스피린은 위장장애가 심하여 궤양 유발 및 심할 경우 위장출혈 또는 천공(구멍)을 일으킬 수 있다.

- 장용성 코팅제
  - 우유나 알칼리성 식품과 함께 복용하지 않는다!

> **아하! 그렇군요!**
>
> 아스피린의 장용성 코팅제는, 아스피린이 산성인 위장에서는 녹지 않고 알칼리성인 소장에서 용해되도록 만들어진 제형이다. 이는 아스피린의 위장장애를 줄이기 위해서 만든 제제로서 만일 우유나 알칼리성 식품과 함께 복용하게 되면 아스피린이 위장에서 녹아 이러한 제형의 효과가 없어질 수 있다.

- 그 밖의 진통 소염제
  - 우유 또는 식사와 함께 복용한다.

> **아하! 그렇군요!**
>
> 비스테로이드성 소염제는 일반적으로 위장장애가 심하므로 이를 줄이기 위하여 우유나 식사와 함께 복용하는 것이 좋다.

(2) 해열 진통제 복용법

- 아세트아미노펜
  - 식사와 상관없이 복용 가능하다.

> **알아두자!**
>
> **진통 소염제(비스테로이드성 소염제) 복용시 주의사항**
> ▶ 졸음, 어지러움, 흐릿한 시야 등을 유발할 수 있으므로 운전 등 주의력이나 집중력이 필요한 작업이나 위험한 기계조작은 삼가도록 한다.
> ▶ 처방전 없이 일반의약품으로 약국에서 구입하여 통증 완화 또는 해열 목적으로 자가 복용할 경우, 발열이 3일 이상 지속되거나 통증이 10일 이상 계속되는 경우(어린이에서는 3일), 또는 증상이 점점 심해지거나 새로운 증상이 나타날 때에는 자가 복용을 중단하고 반드시 의료진의 검진을 받아야 한다.

▶ 장기간 복용하지 않는다.
▶ 약물을 복용하는 동안 음주를 하거나 흡연을 하게 되면 위장자극을 비롯하여, 염증, 궤양, 출혈 등을 일으킬 수 있으므로 삼가야 한다.
▶ 두 가지 이상의 진통 소염제를 함께 복용하지 않는다(본인이 복용하고 있는 약물 중에 비슷한 성분이 있는지 반드시 확인한다).

해열 진통제(아세트아미노펜) 일일 복용량!
▶ 아세트아미노펜은 모든 연령대에서 가장 많이 사용되는 해열 진통제로 일반적으로 12세 이상 청소년 및 성인은 하루 최대 4g까지 복용할 수 있으나, 만성적으로 하루 3잔 이상의 알코올을 섭취하는 사람 또는 간질환이 있는 사람에서는 하루 2g(500mg 정제로 4알) 이상을 사용해서는 안 된다. 아세트아미노펜은 대부분의 종합 감기약에 함유되어 있으므로 진통 목적으로 아세트아미노펜이 들어 있는 약물을 복용하면서 종합 감기약을 함께 복용해야 할 경우에는 하루 최대 복용량을 넘지 않도록 주의하여야 한다.

아세트아미노펜 ER(서방형 제제, p.63 참조)
▶ 서방형 제제이므로 부수어서 복용해서는 안 된다.

3) 식품
(1) 주의하여야 할 식품 및 생활습관
① 아스피린 복용시

■ 알코올

아하! 그렇군요!
아스피린과 알코올은 둘 다 위장장애를 일으키므로 함께 사용하게 되면 식도 또는 위장자극, 궤양, 출혈이 생길 수 있다.

■ 소변을 산성으로 만드는 식품(다량 섭취할 경우)

아하! 그렇군요!

아스피린은 소변이 산성을 띄는 경우 배설이 잘 되지 않아 체내 약물농도가 높아져 부작용이 나타날 수도 있다.

알아두자!

소변을 산성으로 만드는 식품

▶ 베이컨, 치즈, 육류, 가금류

▶ 빵, 케이크, 쿠키, 크래커

▶ 과일주스(크랜베리, 오렌지), 자두

▶ 옥수수, 렌즈콩, 호두, 땅콩

▶ 생선, 조개

▶ 비타민 C

▶ 국수, 스파게티, 마카로니, 쌀, 달걀

아하! 그렇군요

그 외의 과일주스, 탄산음료, 와인은 산성식품으로 위장장애를 유발할 수 있는 산(acid)을 함유하고 있기는 하지만 몸 안에서 분해되어 산을 생성하지 않으므로 소변의 산성도에 영향을 주지 않는다.

② 아세트아미노펜 복용시

■ 양배추

> **아하! 그렇군요!**
>
> 양배추에 많이 함유되어 있는 인돌-3-카비놀(indole-3-carbinol)은 간에서 약물 분해효소의 작용을 증가시킴으로써 아세트아미노펜의 분해가 빨리 일어나 약효가 감소할 수 있다.

■ 알코올

> **아하! 그렇군요!**
>
> 만성적으로 알코올을 섭취하는 사람의 간에서는 아세트아미노펜을 독성이 있는 물질로 분해시키는 효소가 증가하여 간독성이 발생할 수 있다. 또한 만성 알코올 섭취자에서는 아세트아미노펜 또는 약물의 독성 대사물과 결합하여 이들을 불활성화시키고, 체외로 배출시키는 역할을 하는 글루타치온(glutathione)이라는 체내물질이 고갈되어 간독성이 나타나기도 한다.

■ 성요한초(세인트 존스 워트)

> **아하! 그렇군요!**
>
> 성요한초는 아세트아미노펜을 독성물질로 분해시키는 효소를 증가시켜 아세트아미노펜에 의한 간독성을 유발할 수 있다.

■ 흡연

> **아하! 그렇군요!**
>
> 흡연은 아세트아미노펜을 독성물질로 분해시키는 효소를 증가시켜 아세트아미노펜에 의한 간독성을 증가시킬 수 있다.

> **알아두자!**

양배추

▶ 양배추는 '가난한 사람의 의사'라고 불릴 정도로 다양한 효능을 가지고 있으며, 미국 타임지에서는 10대 건강식품 중의 하나로 선정하기도 하였다. 양배추에 들어있는 성분인 '인돌-3-카비놀(indole-3-carbinol)'은 항산화 작용 및 항암작용이 있는 것으로 나타나 최근 임상에서도 많은 관심을 가지고 연구하고 있는 성분이다.

특히 인돌-3-카비놀은 에스트로겐 수용체에 영향을 주어 유방암의 위험을 낮춘다는 보고가 있다. 이러한 인돌-3-카비놀은 양배추와 같은 십자화과(배추과, Brassicaceae)에 속하는 채소에 많이 함유되어 있는데, 브로콜리, 배추, 컬리플라워(꽃양배추), 케일 등이 이에 속한다. 하지만 양배추를 비롯한 배추과 채소들에는 고이트로젠(goitrogen)이라는 갑상선 치료 성분도 함유되어 있어 체내에서 갑상선 호르몬의 생성을 방해하므로 아주 많은 양을 섭취할 경우 특정 사람에게서 갑상선 기능을 저하시킬 수도 있다(pp. 73~74 참조).

또한 혈액응고에 관여하는 비타민 K 또한 많이 함유하고 있어서 출혈을 억제하는 이로운 효과도 있지만, 와파린(pp. 45~46 참조)이라는 혈액응고 억제제를 복용하는 사람이 함께 섭취하게 되면 와파린의 약효가 떨어져, 혈전 또는 색전에 의한 뇌졸중, 심장질환 등이 발생하거나 악화될 수 있다. 따라서 아무리 건강에 좋은 음식이라도 너무 많이 섭취하는 것은 좋지 않으며, 본인이 가지고 있는 질병 및 복용하고 있는 약물과 상호작용이 나타날 수 있으므로 반드시 의사 또는 약사와 상담하여 적절한 양을 섭취하는 것이 가장 좋을 것이다.

양배추 섭취시 약효가 감소되는 약물

▶ 고지혈증 치료제 - 스타틴 계열 약물(예, 아토르바스타틴)
▶ 불안증 치료제 - 벤조디아제핀(예, 디아제팜)
▶ 심부전 치료제 - 디곡신
▶ 고혈압 치료제 - 프로프라놀올
▶ 천식 치료제 - 테오필린

■ 진통 소염제 복용시 주의하여야 할 식품들 : 아스피린 복용시

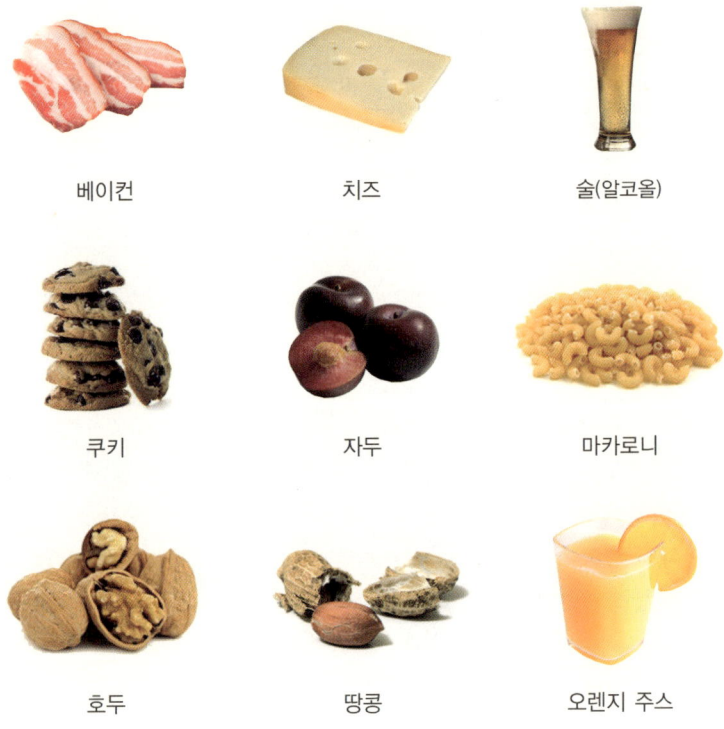

베이컨　　　　　치즈　　　　　술(알코올)

쿠키　　　　　자두　　　　　마카로니

호두　　　　　땅콩　　　　　오렌지 주스

■ 해열 진통제 복용시 주의하여야 할 식품 및 생활습관
　: 아세트아미노펜(타이레놀) 복용시

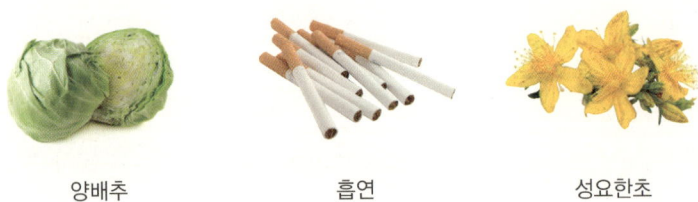

양배추　　　　　흡연　　　　　성요한초

(2) 추천하고 싶은 식품

아스피린 복용시

■ 엽산 함유 식품

아하! 그렇군요!

아스피린과 엽산은 몸 안에서 엽산을 조직으로 운반하는 수송체에 대하여 서로 경쟁하게 됨으로써 엽산이 필요한 조직에 도달하는 양이 감소하고 소변으로의 엽산 배설을 증가시키므로 아스피린 복용시에는 엽산 함유 식품을 함께 섭취하도록 한다. 엽산이 결핍되게 되면 잇몸 염증 또는 출혈이 생기게 되고, 그 외 설염, 구내염, 피로, 설사, 짜증, 집중력 저하, 빈혈, 면역력 감소 등이 나타날 수 있다.

엽산 함유 식품

- 야채류 : 시금치, 양배추, 파슬리, 브로콜리, 꽃양배추, 쑥갓, 두릅, 갓김치
- 과일류 : 아보카도, 말린 무화과, 키위, 오렌지, 멜론, 딸기
- 전곡류 및 두류 : 해바라기씨, 강낭콩, 땅콩, 현미, 검정콩, 완두콩, 고구마, 아몬드, 라미콩, 옥수수, 호박, 호밀, 호두
- 해조류 : 김, 다시마, 미역

* 참조 : 엽산은 일반적인 조리온도에서 쉽게 파괴되므로 엽산을 섭취하기 위해서는 신선한 야채와 과일을 섭취하는 것이 좋다.

> **알아두자!**
>
> 이런 증상이 있는 사람은 해열 진통 소염제 복용 전 반드시 의사 또는 약사와 상담하세요!
>
> ▶ 현재 소화성 궤양, 출혈 등의 위장질환이나 위장장애가 있거나 또는 이전에 앓았던 경험이 있는 사람
>
> ▶ 혈액응고에 문제가 있는 사람
>
> ▶ 혈압이 높은 사람
>
> ▶ 통풍이 있는 사람
>
> ▶ 심장 및 신장질환이 있는 사람
>
> ▶ 현재 복용중인 약물이 있는 사람(특히, 이뇨제, 아스피린, 혈액응고 억제제 등)
>
> ▶ 임신 중인 여성
>
> ▶ 60세 이상의 고령자

■ 해열 진통 소염제 복용시 주의하여야 할 식품을 제외하고 골고루 균형 있게 섭취한다.

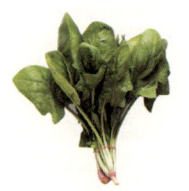 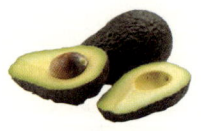 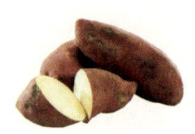 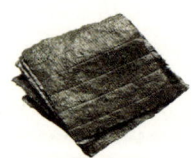

시금치   아보카도   고구마   김

4) 추천식단

(1) 진통 소염제 : 아스피린, 이부프로펜 등 복용시

	1일	2일
아침	쌀밥(210g/313kcal) 감자된장국(250g/60kcal) 시금치나물(*두릅나물)(50g/41kcal) 더덕무침(50g/31kcal) 단호박찜(60g/16kcal) 배추김치(40g/15kcal)	현미밥(210g/300kcal) 생태탕(*대구탕) (700g/300kcal) 김구이(2.2g/3kcal) 김치찌개(200g/130kcal) 우엉볶음(80g/90kcal)
간식	귤(100g/50kcal)	토마토(250g/35kcal)
점심	보리밥(210g/300kcal) 두부전골(300g/150kcal) 브로콜리초장무침(70g/22kcal) 버섯양파볶음(50g/101kcal) 연근조림(50g/112kcal) 배추겉절이(40g/15kcal)	비빔밥(410g/500kcal) 두부젓국찌개 (300g/180kcal) 고추·된장(15g/9kcal) 단무지(*김치류) (20g/2kcal)
간식	배(100g/50kcal)	딸기(75g/26kcal)
저녁	잡곡밥(210g/300kcal) 새우미역국(210g/58kcal) 풋고추조림(25g/11kcal) 부추전(180g/158kcal) 참나물된장무침(*쑥갓나물무침)(50g/30kcal) 갓김치(40g/15kcal)	검정콩밥(210g/300kcal) 콩나물국(250g/50kcal) 멸치볶음(50g/104kcal) 파래무침 (200g/41kcal) 배추김치(40g/15kcal)
전체 열량	1,848kcal	2,085kcal

* (*)은 대체 음식을 나타낸다.

(2) 해열 진통제 : 아세트아미노펜(타이레놀) 복용시

	1일	2일
아침	쌀밥(210g/313kcal) 콩나물국(250g/44kcal) 굴비구이(100g/124kcal) 가지나물(30g/35kcal) 배추김치(40g/15kcal)	잡곡밥(210g/300kcal) 김치황태국(250g/60kcal) 우엉조림(50g/80kcal) 고등어된장구이(100g/130kcal) 나박김치(60g/15kcal)
간식	우유(200g/125kcal)	제철과일(딸기)(75g/26kcal)
점심	잡채밥(380g/447kcal) 부추달걀탕(250g/246kcal) 오이장아찌(50g/80kcal)	칼국수(550g/500kcal) 단호박고구마샐러드(100g/116kcal) 양파피클(30g/20kcal) 부추김치(40g/15kcal)
간식	제철과일(딸기)(75g/26kcal)	요거트(150g/98kcal)
저녁	쌀밥(210g/313kcal) 갈비탕(1000g/363kcal) 마늘쫑장아찌(25g/6kcal) 피망잡채(90g/150kcal) 깍두기(40g/15kcal)	쌀밥(210g/313kcal) 오징어무국(250g/61kcal) 더덕생채(50g/31kcal) 알감자꽈리고추조림(80g/78kcal) 배추김치(40g/15kcal)
전체 열량	2,302kcal	1,858kcal

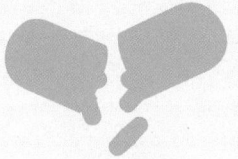

PART 6

관절성 질환 치료제

PART 6 관절성 질환 치료제

12

통풍 치료제

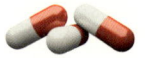

체내 요산의 혈중농도가 높아지면
관절과 연골의 윤활액과 내막에 침전하여
이차적인 염증반응과 급성 관절통을 유발하게 되는데,
이러한 증상을 특징으로 하는 질환이 통풍이다.

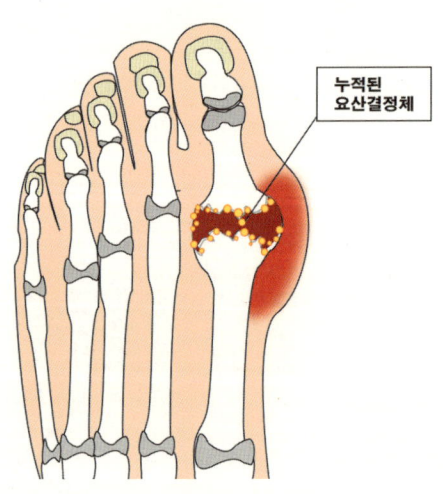

누적된 요산결정체

통풍은 신장에 의해 걸러져 체외로 배설되는 노폐물인 요산이 체내에 축적되어 관절에서 결정체를 이루면서 혈중 요산의 농도가 높아져 극심한 통증과 염증을 일으키는 감염증의 하나이다.

통풍은 신장이 처리할 수 있는 양보다 많은 양의 요산이 생성되거나 신장의 기능이 제대로 그 역할을 하지 못하면 신체의 균형이 깨어져 관절에 요산이 축적되어 다른 조직을 자극시키고 염증이 일어나 통증과 붓기가 유발된다.

즉, 우리 몸 안에서 요산이 과잉 생성되거나 체내로부터 요산이 배설되는 데에 문제가 생기면 혈중에 요산이 지나치게 많아지는 **고요산혈증**이 생기게 된다. 이러한 요산은 물에 잘 녹지 않기 때문에 요산일나트륨(monosodium urate) 결정으로 석출되어 관절과 연골의 윤활액과 내막에 침전하여 이차적인 염증반응과 급성 관절통을 유발하게 되는데, 이러한 증상을 특징으로 하는 질환이 통풍이다.

따라서 통풍을 예방하고 치료하기 위해서는 요산의 생성을 억제하거나 체내로부터 요산의 배설을 촉진시키는 약물을 사용하게 된다. 이 중 **콜키신**(colchicine)은 급성 통풍 발작이 생겼을 경우에 통증을 완화하고 예방하기 위한 목적으로 오래 전부터 사용되고 있는 약물이다.

1) 약물명

   대표적인 약물

   - 콜키신(colchicine, 콜킨 정)
     - 급성 통풍 발작의 통증 완화 또는 통풍의 예방
   - 알로푸리놀(allopurinol, 알로푸리놀 정)
     - 요산합성 억제제
   - 프로베네시드(probenecid, 베네미드 캡슐)
     - 요산배출 촉진제
   - 비스테로이드성 소염제(NSAIDs)
     - 급성 통풍 발작의 통증 완화

2) 복용법

   콜키신 복용법

   ▷ 위 장관 자극을 줄이기 위하여 식사와 함께 복용한다.

   알아두자!

   콜키신 복용시

   ▶ 비타민 B$_{12}$(시아노코발라민, cyanocobalamine) 결핍 유발
   - 콜키신은 회장점막의 기능을 변화시켜 비타민 B$_{12}$의 흡수를 감소시킴으로써 피로, 악성빈혈, 설염, 기억력 감퇴, 신경손상 등의 결핍증상을 초래할 수 있다.

     비타민 B$_{12}$ 함유 식품
     유제품, 굴, 달걀, 육류내장, 생선류, 해조류 등

   ▶ 콜키신은 장점막을 손상시켜 많은 영양소의 흡수불량을 초래하거나 설사를 유발함으로써 무기질(칼슘, 마그네슘, 칼륨 등)의 결핍도 유발할 수 있다.

3) 식품

(1) 주의하여야 할 식품

■ 자몽주스

> **아하! 그렇군요!**
>
> 간에서 콜키신을 분해시키는 효소에 대하여 서로 경쟁함으로써 콜키신의 분해를 방해하여 콜키신의 농도를 높일 수 있다.

■ 알코올

> **아하! 그렇군요!**
>
> 알코올은 콜키신에 의한 위장관 부작용을 악화시킬 뿐 아니라 콜키신의 항통풍 효과도 감소시킨다. 또한 콜키신의 중추신경계를 억제하는 작용이 강해져서 심한 경우 호흡중추가 억제될 수도 있다. 따라서 콜키신을 복용하는 동안 음주를 삼가야 한다.

■ 퓨린(purine)[1]이 다량 함유된 음식을 피한다.

> **아하! 그렇군요!**
>
> 요산은 퓨린이 대사될 때 생기는 최종산물이므로 퓨린을 과잉 섭취하게 되면 많은 요산을 생성하여 통풍을 유발 또는 악화시킬 수 있다.

> **퓨린을 다량 함유한 식품**
>
> 육류(특히 내장), 등 푸른 생선(멸치 포함) 및 해산물, 말린 견과류, 맥주, 알코올성 음료 (알코올 중 특히 맥주, 막걸리 등의 곡주)

---

1 퓨린(purine) 탄소와 질소원자로 이루어진 고리화합물로서 분해하면 요산이 생성된다.

﹡ 지나친 식단 제한은 통풍의 예방과 치료에 그다지 큰 도움이 되지 않는 것으로 알려져 있다. 따라서 '적당량'의 고기와 해산물, 야채를 섭취하는 것은 괜찮다.

또한 단백질의 섭취량보다는 어떤 단백질을 섭취하느냐가 더 중요한데 여기에 대해서는 아직까지 완전하게 밝혀지지 않았으나, 매일 요거트와 우유를 많이 섭취할수록 혈청 요산 농도는 더 낮았다는 보고가 있어 유제품 단백질은 요산이 증가하는 것을 예방한다고 알려져 있다.

■ 통풍 치료제 복용시 주의하여야 할 식품들

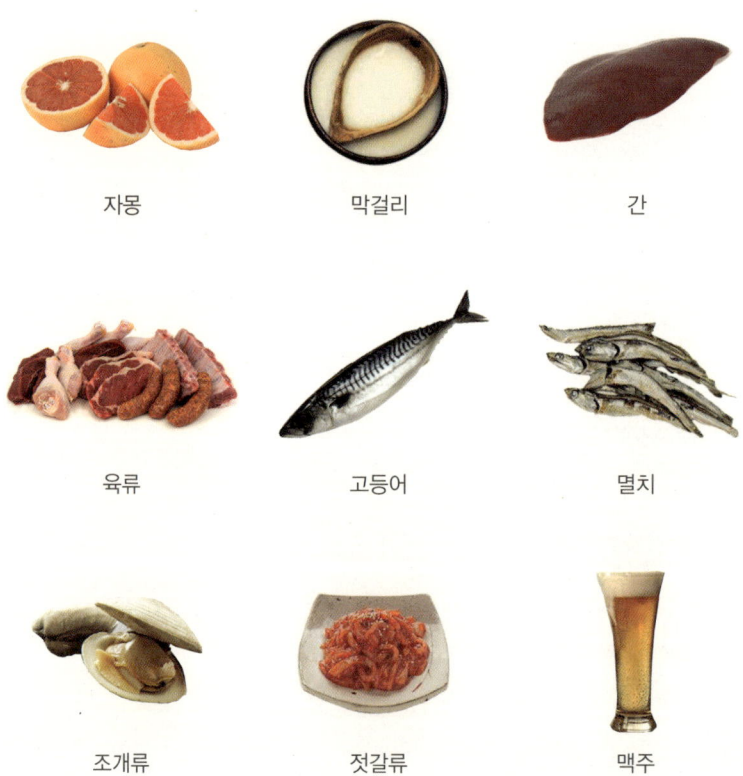

자몽   막걸리   간

육류   고등어   멸치

조개류   젓갈류   맥주

(2) 추천하고 싶은 식품

■ 알칼리성 식품을 섭취한다.

> **아하! 그렇군요!**
>
> 알칼리성 식품을 섭취하게 되면 소변이 알칼리성을 띠게 되므로 산성인 요산은 소변에 많이 녹아 배설이 쉽게 되므로 요산에 의한 신장 병증을 예방하는데 도움이 될 수 있다.

> **알칼리성 식품**
>
> – 몸에서 분해되어 알칼리(염기성 물질)를 생성하는 식품으로서 생성된 알칼리는 신장으로 배설되어 소변을 알칼리성으로 만든다.
> – 알칼리성 식품의 종류 : 아몬드, 탈지유(버터밀크), 밤, 코코넛, 크림, 과일(크랜베리, 자두 제외), 우유, 요거트, 채소(옥수수, 렌즈콩(lentils) 제외)

■ 물을 많이 마신다.
 – 요산결정 배출이 용이하므로 요산의 배출에 도움이 되는 물을 많이 마신다.

■ 통풍치료제 복용시 주의하여야 할 식품을 제외하고 모든 식품을 골고루 균형 있게 섭취한다.

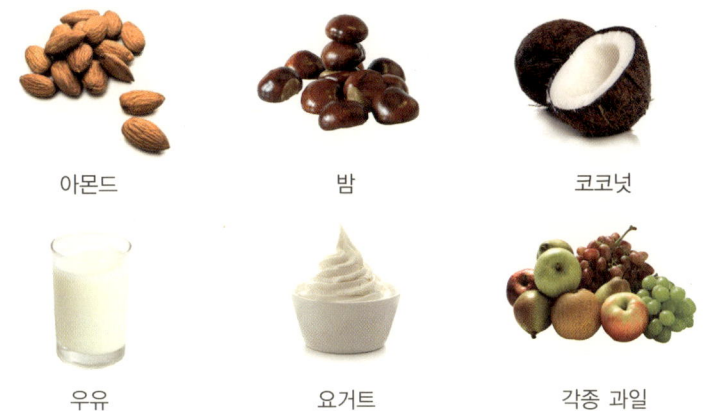

| 아몬드 | 밤 | 코코넛 |
| 우유 | 요거트 | 각종 과일 |

4) 추천식단

통풍 치료제 복용시 추천하고 싶은 식품군으로 2일간의 식단을 구성하였다. 1일과 2일에 제시된 식단은 기호에 따라 두 식단 중 하나를 선택하여 반복 섭취하여도 좋다.

	1일	2일
아침	쌀밥(210g/313kcal)	쌀밥(210g/313kcal)
	냉이된장국(285g/43kcal)	들깨무국(*콩나물국)(260g/61kcal)
	비름나물(*숙주나물)(50g/15kcal)	김구이(2.2g/3kcal)
	코다리조림(*갈치조림)(100g/72kcal)	깻잎나물(50g/15kcal)
	달걀찜(90g/50kcal)	마늘쫑(100g/51kcal)
	배추김치(40g/15kcal)	배추김치(*섞박지)(40g/15kcal)
간식	사과(200g/100kcal)	우유(200g/125kcal)
점심	산채비빔밥(*보리비빔밥)(410g/500kcal)	짜장밥(830g/540kcal)
		달걀탕(250g/246kcal)
	갈치구이(100g/124kcal)	단무지(*깍두기)(20g/2kcal)
	나박물김치(*오이냉국)(60g/15kcal)	오이피클(30g/20kcal)
	열무겉절이(*배추겉절이)(40g/15kcal)	과일샐러드(100g/114kcal)
간식	오렌지 주스(*요거트)(100g/50kcal)	토마토(250g/35kcal)
저녁	쌀밥(210g/313kcal)	쌀밥(210g/313kcal)
	순두부찌개(320g/253kcal)	미역국(250g/100kcal)
	호박전(70g/76kcal)	오이양파무침(*파래무침)(100g/50kcal)
	감자조림(*물미역무침)(50g/39kcal)	임연수어튀김(50g/102kcal)
	배추김치(40g/15kcal)	배추김치(40g/15kcal)
전체 열량	2,008kcal	2,120kcal

* (*)은 대체 음식을 나타낸다.
* 겨울의 경우 굴이나 해조류를 이용하여 식단을 작성할 수 있다.

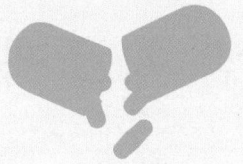

PART 7

감염성 질환 치료제

PART 7 감염성 질환 치료제

13

세균감염 치료제(항생제)

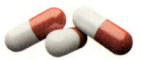

세균감염 치료제 즉 항생제는 세균과 같은 미생물의 성장을 억제하거나 죽임으로써 다양한 감염성 질환에 사용되는 약물이다.

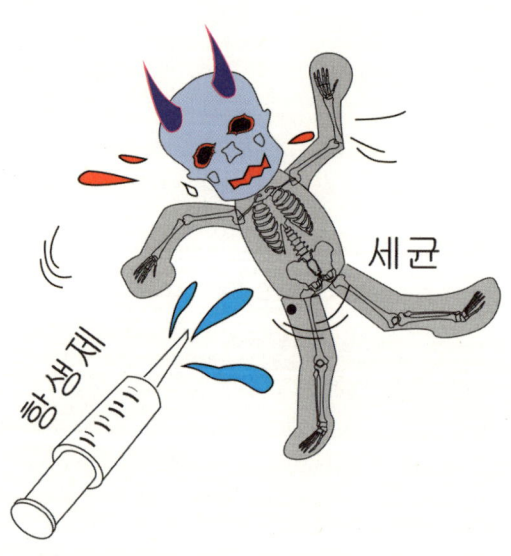

항생제는 세균과 같은 미생물의 성장을 억제하거나 미생물을 죽이는 약물로 다양한 감염성 질환에 사용된다. 따라서 항생제는 세균감염이 의심되거나 확진된 경우에만 사용하여야 하며 세균에 의한 감염증이 아닐 경우에는 항생제를 써서는 안된다.

항생제는 정해진 복용법에 따라 규칙적으로 복용해야 하며 감염으로 인한 불편한 증상이 없어졌다 하더라도 의료진에 의해 처방된 일정기간 동안 계속 복용해야 세균 감염증을 완치시킬 수 있을 뿐 아니라 항생제에 의한 약물내성이 생기는 것을 방지할 수 있다. **항생제의 작용원리**는 세균이 살아가는 데 필수적인 구성성분인 세포벽의 합성을 억제하여 **세균을 죽이거나**(페니실린계), 세균 증식을 위해 **필요한 단백질 또는 핵산의 합성을 억제하는 등**(테트라사이클린계, 퀴놀론계 등) 세균에게 치명적인 영향을 줌으로써 감염증을 치료하게 된다.

인체의 세균감염을 일으키는 미생물의 종류는 매우 다양하며, 미생물의 종류에 따라 치료효과를 낼 수 있는 항생제가 다르므로 항생제를 사용하기 전에는 반드시 **감염을 일으키는 원인균을 정확히 아는 것이 중요**하며 이에 따른 적절한 항생제 선택이 필수적이다. 특히 면역력이 저하된 환자에게는 감염 초기에 적극적인 항생제의 치료가 필요하므로 치료 전에 먼저 원인균을 확인하는 세균배양 및 감수성 검사, 약물알레르기 유무 및 부작용 등을 고려하여 처방하게 된다.

1) 약물명

   많이 사용되는 항생제의 분류와 약물

   (1) 페니실린계
   - 아목시실린(amoxicillin, 아목시실린 캡슐)
   - 암피실린(ampicillin, 앰씰린 캡슐)

   (2) 세팔로스포린계
   - 세프라딘(cephradine, 세프라딘 캡슐)
   - 세파클러(cefaclor, 세파클러 캡슐)
   - 세파드록실(cefadroxil, 세파드록실 캡슐)
   - 세픽심(cefixime, 슈프락스 캡슐)
   - 세프로질(cefprozil, 세프질 정)

   (3) 테트라사이클린계
   - 테트라사이클린(tetracycline, 테트라사이클린 캡슐)
   - 독시사이클린(doxycycline, 독시사이클린 캡슐)
   - 미노사이클린(minocycline, 미노씬 캡슐)

   (4) 마크롤라이드계
   - 에리스로마이신(erythromycin, 에릭 캡슐)
   - 클래리스로마이신(clarithromycin, 클래리시드 정)
   - 아지스로마이신(azithromycin, 지스로맥스 정)
   - 록시스로마이신(roxithromycin, 록시스로마이신 정)

   (5) 설파계
   - 설파메톡사졸/트리메토프림(sulfamethoxazole/trimethoprim, 박트림 정)

(6) 퀴놀론계

- 레보플록사신(levofloxacin, 크라비트 정)
- 시프로플록사신(ciprofloxacin, 씨프로바이 정)
- 오플록사신(ofloxacin, 타리비드 정)

(7) 니트로이미다졸계

- 메트로니다졸(metronidazole, 후라시닐 정)

2) 복용법

(1) 페니실린계 항생제

- 아목시실린 복용법
  - 일반적으로 공복에 복용하는 것이 좋으나 위장장애가 발생할 경우 음식물 또는 식사와 함께 복용할 수 있다.

(2) 세팔로스포린계 항생제

- 세팔로스포린계 항생제 복용법
  - 음식물은 약물의 흡수를 감소시키므로 공복(식전 1시간 또는 식후 2시간)에 복용하는 것이 가장 좋으나, 위장장애가 발생할 경우에는 음식물 또는 식사와 함께 복용할 수 있다.

(3) 테트라사이클린계 항생제

- 테트라사이클린 복용법
  - 우유 및 유제품, 제산제를 복용할 때에는 2시간의 시간 간격을 두고 섭취하도록 한다.
- 독시사이클린 복용법
  - 위장장애가 발생할 경우 음식물과 함께 복용 가능하다(저지방, 저단백, 유제품 제외 제약회사에 따라 식사 또는 우유와 함께 복용할 수 있다고 되어 있기도 하다).

- 미노사이클린 복용법
  - 위장장애를 줄이기 위해 음식과 함께 복용할 수 있으며, 다른 테트라사이클린계 항생제와는 달리 철분이 풍부한 음식과 함께 복용해도 상관없다.

(4) 마크롤라이드계 항생제

- 클래리스로마이신 복용법
  - 일반정제, 현탁액시럽 - 식사와 상관없이 복용 가능하다.
  - 서방형 제제 - 식사와 함께 복용한다.

- 아지스로마이신 복용법
  - 알루미늄, 마그네슘을 함유한 제산제는 약물의 흡수를 떨어뜨려 혈중농도를 낮추므로 시간 간격을 두고 복용한다.
  - 고지방식이와 함께 복용하면 약물의 최고혈중농도가 상승하므로 피한다.
    - 정제 : 식사와 상관없이 복용 가능하다.
    - 현탁액 : 공복시 복용(식사와 함께 복용하게 되면 혈중농도가 상승)
  - 성요한초(세인트 존스 워트)
    - 약물을 분해하는 효소를 증가시켜 약효를 감소시킬 수 있다.

(5) 설파계 항생제

- 설파메톡사졸/트리메토프림 복용법
  - 식사와 상관없이 복용 가능하며 위장장애가 발생할 경우 식사와 함께 복용할 수 있다.

(6) 퀴놀론계 항생제

- 퀴놀론계 항생제 복용법

- 퀴놀론계 항생제는 식사와 상관없이 복용 가능하다(예외, 시프로플록사신 서방형 제제(p. 63 참조)는 공복시에 복용할 경우 약물의 흡수가 감소되므로 식사와 함께 복용한다).
- 시프로플록사신(ciprofloxacin) - 소변이 알칼리화되면 용해도가 떨어져 크리스탈뇨, 신장 독성을 유발할 위험이 있으므로 주의한다(p.125 참조).
- 칼슘·철분 등이 함유된 식품(우유 및 유제품, 칼슘강화 주스류)이나 비타민제와는 함께 복용하지 말고 **최소한 약물 복용 2시간 전후로 시간 간격을 두고 복용하도록 한다.**

(7) 니트로이미다졸계 항생제

■ 메트로니다졸 복용법
  - 약물을 복용하는 동안이나 복용 후 적어도 3일 동안은 음주를 피한다(술을 마실 경우 오심, 구토, 복부경련, 두통, 홍조를 일으킬 수 있다 - 디설피람 유사반응(p.152 참조)).

알아두자!

유효기간이 경과한 테트라사이클린!

▶ 유효기간이 지난 테트라사이클린은 분해되어 신장에 독성을 유발할 수 있으므로 절대로 복용해서는 안 된다.

---

3) 식품

(1) 주의하여야 할 식품

① 페니실린 및 암피실린 복용시

□ 과일주스, 탄산음료, 소다 등의 산성음료

아하! 그렇군요!

산성음료는 페니실린과 암피실린을 파괴시켜 불활성화시킨다. 따라서 공복(식전 1시간 전 또는 식후 2시간 후)에 물과 함께 복용하는 것이 좋다.

□ 토마토 등 채소

아하! 그렇군요!

토마토 등 채소에 함유되어 있는 산이 페니실린과 암피실린을 파괴시켜 불활성화시키므로 시간 간격을 두고 복용하는 것이 좋다.

② 테트라사이클린계 항생제 복용시

■ 테트라사이클린

□ 우유 및 유제품

아하! 그렇군요!

우유 및 유제품에 함유되어 있는 칼슘은 테트라사이클린과 불용성의 킬레이트 화합물을 형성하여 약물의 흡수를 떨어뜨리고 결과적으로 약물의 농도를 50~80% 정도 감소시킨다. 따라서 테트라사이클린을 복용하는 동안에는 2시간의 시간 간격을 두고 우유 또는 유제품을 섭취하도록 한다.

□ 제산제(알루미늄, 칼슘, 마그네슘 함유), 철분 또는 아연을 함유한 비타민류

아하! 그렇군요!

알루미늄, 칼슘, 마그네슘, 철분, 아연은 테트라사이클린과 불용성 킬레이트 화합물을 형성하여 약물의 흡수를 감소시키고 약효를 떨어뜨린다. 따라서 테트라사이클린을 복용하는 동안에는 2시간의 시간 간격을 두고 복용하도록 한다.

■ 독시사이클린 복용시

　□ 고지방식이

> **아하! 그렇군요!**
>
> 약물의 체내흡수를 늦추어 약물이 최고 농도에 도달하는 시간을 지연시킨다.

　□ 우유 및 유제품, 고지방, 고단백 식이

> **아하! 그렇군요!**
>
> 이 식품들은 약물의 농도를 20% 정도 낮출 수 있다. 하지만 만약 위장장애가 발생할 경우에는 저지방, 저단백 식품이나 유제품을 제외한 음식물과 함께 복용 가능하다 (참조 : 제약회사에 따라 식사 또는 우유와 함께 복용할 수 있다고 되어 있기도 한다).

③ 마크롤라이드계 항생제 복용시

■ 클래리스로마이신 복용시

　□ 홍국

> **아하! 그렇군요!**
>
> 클래리스로마이신은 홍국에 함유되어 있는 로바스타틴 성분을 분해하는 효소를 억제함으로써 부작용, 특히 근육통, 근육손상과 같은 근육병증을 유발할 수 있으므로 주의하여야 한다.

■ 그 외 마크롤라이드계 항생제 복용시

　□ 자몽주스

> **아하! 그렇군요!**
>
> 약물의 분해를 억제하여 약물의 농도를 상승시켜 부작용을 일으킬 수 있으므로 피하는 것이 좋다.

④ 설파계 항생제 복용시

■ 설파메톡사졸/트리메토프림 복용시

□ 알코올

> **아하! 그렇군요!**
>
> 약물을 복용하는 동안 알코올을 마시게 되면 디설피람 유사반응(p.152 참조)을 일으킬 수 있다. 따라서 약물을 복용하는 동안에는 알코올 또는 알코올이 함유된 음료를 주의하여야 한다.

□ 칼륨이 풍부한 식품

> **아하! 그렇군요!**
>
> 트리메토프림은 신장에서 칼륨배설을 억제하므로 혈액 중에 칼륨 농도가 높아지는 고칼륨혈증이 발생하여 근육허약, 근육경련, 손발감각이상, 마비, 설사, 메스꺼움, 구토, 위장장애, 혈압저하, 부정맥, 심계항진, 심장정지 등 생명이 위협받는 상황까지 초래할 수 있다.
> 특히 신장기능이 떨어진 사람이나, 안지오텐신 전환효소 저해제(pp.29~30 참조), 스피로노락톤(pp.31~32 참조) 등의 칼륨보존 이뇨제 등을 복용하고 있는 사람에서는 각별한 주의가 필요하다.

⑤ 퀴놀론계 항생제 복용시

□ 우유 및 유제품

> **아하! 그렇군요!**
>
> 우유나 유제품에 들어있는 칼슘과 불용성의 킬레이트 화합물을 형성하여 약물이 체내로 흡수되지 않는다.

☐ 칼슘, 철분제 또는 이를 함유하고 있는 종합비타민

아하! 그렇군요!

퀴놀론계 항생제는 2가 또는 3가의 양이온과 킬레이트를 형성하여 체내에 흡수되지 않는다. 이러한 2가 또는 3가의 양이온에는 철, 칼슘, 마그네슘, 아연, 망간, 알루미늄 등이 있는데, 이들 미네랄은 종합비타민에 함유되어 있는 경우가 많으므로 퀴놀론계 항생제와 함께 복용하지 않도록 한다.

☐ 카페인

아하! 그렇군요!

퀴놀론계 항생제는 카페인의 배설을 억제하여 신경과민, 불안, 떨림, 불면, 오심, 구토, 심장 두근거림 등의 카페인에 의한 부작용이 나타날 수 있다. 이러한 증상은 항생제의 용량이 많아질수록 그 증상이 심해지므로 주의하여야 한다.

알아두자!

퀴놀론계 항생제와 진통 소염제(비스테로이드성 소염제-아스피린 제외)

▶ 두 약물을 함께 복용하면 불안, 불면, 신경과민, 악몽, 떨림, 어지러움 등의 중추신경 흥분작용이 강화되고 발작을 일으킬 수도 있다.

퀴놀론계 항생제의 부작용 - 건염 및 건파열

▶ 퀴놀론계 항생제의 부작용 중의 하나는 건염 및 건파열이 있다. 특히 아킬레스건에서 많이 발생하며 그 외 어깨, 손, 엄지손가락 등의 다른 부위에서도 발생할 수 있다. 이러한 부작용은 특히 60세 이상의 고령자나 심장, 신장, 폐 등의 장기이식을 받은 사람, 또는 코르티코스테로이드 약물을 복용하는 사람에서 그 위험성이 높지만, 일반 사람들에게서도 나타날 수 있다. 따라서 약물을 복용하는 도중에 건(힘줄)이 붓거나, 통증, 염증, 파열 등의 증상이 나타나면 약물 복용을 중단하고 의사에게 알려야 한다.

> 알아두자!

항생제와 설사

▶ 거의 모든 대부분의 항생제는 대장에 정상적으로 존재하는 세균총의 구성과 분포를 변화시켜 평소에는 억제되어 있던 균들이 출현, 증식하여 약간의 설사를 유발하게 되는데 이러한 증상은 항생제를 중단하게 되면 없어진다.
하지만, 어떤 경우에는 항생제에 내성을 가지는 클로스트리디아(clostridia)라는 균이 과잉 증식함으로써 독소를 생성하여 장점막에 괴사와 위막이 생기기도 하며, 심한 경우에는 출혈이나 천공까지 유발할 수 있다.
따라서 항생제를 복용하는 동안 또는 항생제를 중단한 이후 일정기간 안에 심한 설사나 혈변이 나타나면 즉시 의사에게 알려야 한다.

항생제와 경구 피임제

▶ 일반적으로 항생제는 경구 피임제의 효과를 감소시키는 것으로 생각되어 왔다. 하지만 몇 건의 연구에서 서로 상충되는 결과를 보고함으로써 항생제와 경구 피임제의 약물 상호작용은 확실하게 입증되지 못하였다. 또한 상호작용이 나타나는 정도도 항생제의 종류에 따라 약간씩 다를 수 있는데, 일반적으로 페니실린계, 테트라사이클린계 항생제는 경구 피임제와 상호작용이 나타나는 것으로 알려져 있다. 따라서 비록 임상에서 항생제와 경구 피임제 간의 약물상호 작용이 일어나는 정도가 아직 불확실하기는 하나 항생제를 복용하는 동안에는 만일의 경우를 대비하여 일반적으로 경구 피임제 복용과 함께 추가적인 피임요법을 함께 실시하는 것이 좋다.

(2) 추천하고 싶은 식품

■ 세균감염 치료제(항생제) 복용시 주의하여야 할 식품을 제외하고 모든 식품을 골고루 균형 있게 섭취한다.

4) 추천식단

	1일	2일
아침	잡곡밥(210g/300kcal) 시래기된장국(250g/38kcal) 달걀말이(100g/110kcal) 북어채무침(50g/35kcal) 배추김치(40g/15kcal)	완두콩밥(210g/300kcal) 김치콩나물국(250g/50kcal) 호박나물(50g/15kcal) 김구이(2.2g/3kcal) 어묵볶음(50g/68kcal)
간식	배(100g/50kcal)	찐 옥수수(50g/53kcal)
점심	콩밥(210g/300kcal) 쇠고기무국(260g/61kcal) 브로콜리무침(100g/43kcal) 멸치볶음(30g/30kcal) 깍두기(40g/15kcal)	비빔밥(410g/500kcal) 모시조개국(*버섯맑은국) (250g/100kcal) 양배추김치 (40g/15kcal)
간식	식혜(100g/85kcal)	사과(200g/100kcal)
저녁	현미밥(210g/300kcal) 콩나물국(250g/50kcal) 두부조림(80g/89kcal) 고등어구이(100g/124kcal) 배추김치(40g/15kcal)	쌀밥(210g/313kcal) 동태매운탕(300g/119kcal) 참나물무침(50g/42kcal) 연근조림(50g/112kcal) 배추김치(40g/15kcal)
간식	땅콩(13g/74kcal)	찐 고구마(100g/175kcal)
전체열량	1,734kcal	1,980kcal

* (*)은 대체 음식을 나타낸다.

PART 7 감염성 질환 치료제
14

결핵 치료제

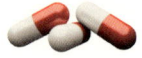

결핵은 결핵균에 의하여 발병하는 감염성 질환으로
공기 중에서 사람과 사람 사이에서
호흡기를 통해 전파되는 전염병이다.

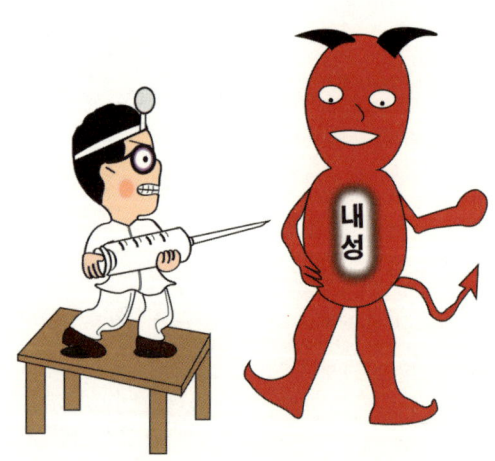

결핵은 **마이코박테리움 튜버큐로시스(Mycobacterium tuberculosis)라는 결핵균**에 의하여 발병하는 감염성 질환으로 공기 중에서 사람과 사람 사이에서 호흡기를 통해 전파되는 전염병이다.

항생제로 인해 거의 사라졌던 결핵이 1980년 이후 다시 발병이 시작되어 항생제에 내성을 갖는 결핵균이 생겨나고 면역력이 약한 AIDS 환자의 25%가 결핵을 앓는 합병증이 생겼다. 결핵은 매우 전염성이 높아 폐결핵을 앓고 있는 사람이 기침을 할 때 결핵균을 가진 공기입자가 주변 사람들에게 전염된다.

결핵균에 감염되면 수년 간 폐에 잠복하여 나아가 폐렴을 유발시키기도 하며 면역성이 저하되었거나 주로 만성질환자나 노인들에게 옮기기 용이하다.

결핵은 인류 역사상 가장 많은 생명을 앗아간 감염성 질환이다. 그러나 결핵 치료제가 개발된 이후로 결핵환자의 수가 많이 감소하였으나, 여전히 결핵은 전 세계적으로 **감염성 질환**으로 사망하는 원인 중 2위를 차지하고 있으며, 후천성 면역 결핍증의 증가와 함께 발병률이 다시 증가하고 있는 추세이다.

결핵균은 많은 항생제에 내성을 가지고 있으므로 결핵을 치료할 때에는 서너 가지의 다양한 항생제들이 함께 사용된다.

1) 약물명

　대표적인 약물

- 이소니아짓(isoniazid, INH, 유한짓 정)
  - 다른 약물과 병합하여 결핵치료에 가장 많이 사용되며 또한 단독으로 잠재성 결핵감염의 치료에도 사용된다.

2) 복용법

이소니아짓 복용법

▷ 주로 공복에 복용, 혹은 식전 1시간 혹은 식후 2시간에 복용한다.

알아두자!

이소니아짓의 부작용

▶ 간독성

- 이소니아짓은 간 기능 손상을 유발할 수 있으므로 알 수 없는 피로감, 전신쇠약감, 메스꺼움, 구토, 식욕부진, 갈색뇨 등의 증상이 나타나면 간손상의 가능성을 의심할 수 있으므로 간기능 검사를 받아야 한다.

- 비타민 B_6(피리독신, pyridoxine) 결핍

아하! 그렇군요!

　　이소니아짓은 비타민 B_6의 작용을 저하시키고 배설을 증가시켜 비타민 B_6 결핍을 초래할 수 있다. 비타민 B_6가 부족하게 되면 피부염, 설염, 입술이나 입 가장자리 갈라짐, 기억력 저하, 우울감, 손발저림 또는 감각이상 등의 말초성 신경독성 및 경련 등의 부작용을 유발할 수 있으므로 일반적으로 25~50mg의 비타민 B_6과 함께 복용하도록 처방되는 경우가 많다.

비타민 B_6 함유식품

곡류, 콩류, 육류, 간, 달걀

▷ 비타민 B3(니아신, niacin) 결핍

아하! 그렇군요!

이소니아짓은 비타민 B3의 결핍을 초래하여 몸 안에서 아미노산인 트립토판으로부터 니아신의 생성을 방해하게 된다. 니아신이 결핍되면 피부염, 설사, 두통, 불면, 기억력 저하, 설염(혀의 통증, 부어오름, 발적 등), 펠라그라 등의 증상이 나타날 수 있다.

▷ 칼슘(calcium) 결핍

아하! 그렇군요!

임상적으로 어느 정도의 영향을 미치는지는 확실치 않으나, 이소니아짓을 장기간 복용하는 경우에는 칼슘의 흡수가 저하되고 이는 결과적으로 뼈로부터 칼슘을 빼내어 골다공증을 유발할 수 있는 가능성이 있으므로 증세에 따라 칼슘을 보충하도록 한다.

3) 식품

(1) 주의하여야 할 식품

- 이소니아짓은 티라민(tyramine)과 히스타민(histamine)을 분해하는 효소의 작용을 억제한다.

■ 티라민 함유 식품

아하! 그렇군요!

이소니아짓은 티라민을 분해시키는 모노아민 산화효소(MAO)[1]의 작용을 억제함으로써 티라민에 의한 부작용을 증가시킨다.

티라민은 체내에서 카테콜아민이라고 불리는 아드레날린, 노르아드레날린, 도파민의 분비를 증가시키는 역할을 하는 모노아민 화합물로, 야채 또는 육고기가 숙성, 발효, 훈제될 때, 또는 식품이 부패할 때 많이 생긴다. 티라민은 모노아민 산화효소(MAO)에 의해 분해되어 불활성화되는데, 티라민 분해효소를 억제하는 작용을 가진 약물과 티라민이 많이 함유된 식품을 함께 섭취하게 되면 체내에서 티라민이 분해되지 않고 지속적으로 작용하게 되어 '치즈 효과'라고 불리는 심한 두통, 편두통을 비롯하여 혈압상승 등을 유발할 수 있다.

티라민 함유식품

숙성치즈, 건포도, 숙성된 과일, 아보카도, 바나나, 신크림, 요구르트, 소시지, 효모 추출물, 간장, 두부, 발효식품, 식초나 소금에 절인 피클류, 훈제 생선, 상어알, 소나 닭의 간, 초콜릿 등

■ 히스타민 함유 식품

아하! 그렇군요!

이소니아짓은 히스타민을 분해시키는 효소를 억제함으로써 히스타민의 작용을 증강시킨다.

히스타민은 염기성 아미노산인 히스티딘이 분해될 때 생기는 성분인데, 특히 우리 몸이 스트레스를 받거나 알레르기, 염증 등이 생길 때 인체에서 분비되는 물질로서 히스티딘을 많이 함유한 생선류, 또는 식품이 부적절한 조건에서 저장되고 보관될 경우 부패하면서 히스타민을 생성한다. 치즈, 간장, 맥주 등이 발효될 때에도 생길 수 있다. 히스타민은 체내에서 위산 분비와 같이 소화 작용에 중요한 역할을 하기도 하지만, 과도한 양의 히스타민이 체내에 존재하게 되면 콧물, 재채기, 홍조, 두드러기, 두통, 메스꺼움, 구토, 혈압상승 또는 저하, 호흡장애 등의 알레르기 증상을 유발할 수 있다.

---

1 MAO(monoamine oxidase) 아민(아드레날린, 도파민, 세로토닌 등)을 산화적으로 탈아미노시켜 알데히드로 만드는 효소

히스타민 함유식품

▶ 히스타민 다량 함유식품 – 숙성치즈, 등 푸른 생선(참치, 정어리, 고등어, 꽁치), 소시지, 녹차, 시금치

▶ 히스타민 소량 함유식품 – 오렌지, 땅콩, 토마토, 치즈, 바나나, 귤, 포도주 등

■ 알코올

아하! 그렇군요!

알코올은 이소니아짓에 의해 유발될 수 있는 간질환의 위험을 증가시킬 뿐 아니라 체내로부터 이소니아짓의 배설을 증가시킴으로써 약효를 감소시킨다.

알코올 음료

맥주, 적색 포도주, 도수가 높은 알코올 음료

■ 카페인

아하! 그렇군요!

이소니아짓은 모노아민 산화효소(MAO)를 억제하는 작용이 있으므로 카페인을 함께 섭취할 경우 혈압이 과도하게 상승하는 고혈압 위기 또는 심장 부정맥을 유발할 수 있다.

■ 결핵 치료제 복용시 주의하여야 할 식품들

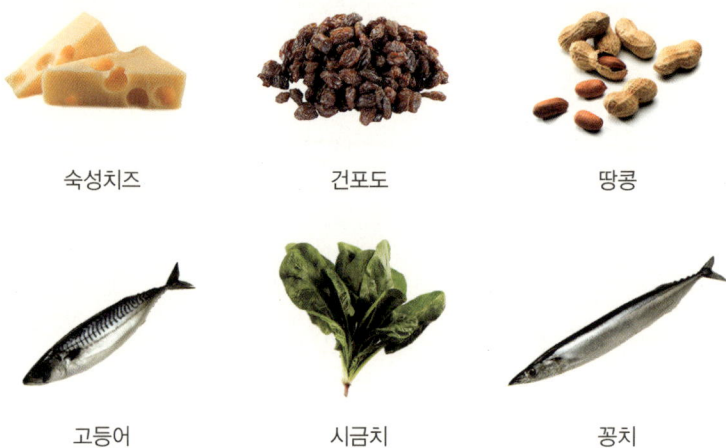

숙성치즈　　　　건포도　　　　땅콩

고등어　　　　시금치　　　　꽁치

(2) 추천하고 싶은 식품

■ 결핵 치료제 복용시 주의하여야 할 식품을 제외하고 모든 식품을 골고루 균형 있게 섭취한다.

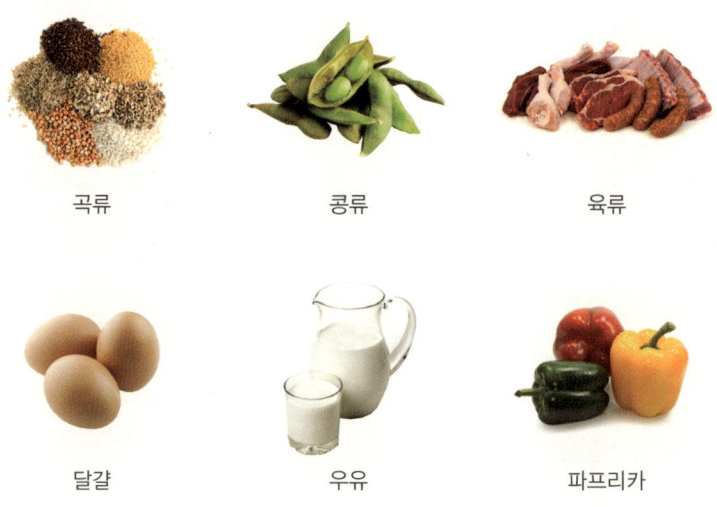

곡류　　　　콩류　　　　육류

달걀　　　　우유　　　　파프리카

4) 추천식단

결핵 치료제 복용시 추천하고 싶은 식품군으로 2일간의 식단을 구성하였다. 1일과 2일에 제시된 식단은 기호에 따라 두 식단 중 하나를 선택하여 반복 섭취하여도 좋다.

	1일	2일
아침	흑미밥(210g/300kcal) 황태콩나물국(250g/50kcal) 갈치구이(100g/124kcal) 비름나물된장무침(50g/15kcal) 오이부추김치(40g/15kcal)	쌀밥(210g/313kcal) 해물맑은탕(210g/85kcal) 더덕구이(100g/42kcal) 달걀찜(*콩자반)(90g/50kcal) 배추김치(40g/15kcal)
간식	사과(200g/100kcal)	우유(200g/125kcal)
점심	오징어덮밥(830g/540kcal) 맑은무국(260g/61kcal) 감자채볶음(40g/66kcal) 파프리카오이당근생채(50g/31kcal) 열무물김치(60g/15kcal)	카레라이스(400g/630kcal) 미역국(*달걀탕)(250g/100kcal) 배추김치(40g/15kcal) 사과감딸기샐러드(100g/114kcal)
저녁	팥밥(210g/300kcal) 호박새우찌개(250g/120kcal) LA갈비(100g/386kcal) 표고버섯나물(50g/15kcal) 봄동샐러드(*김치)(100g/114kcal)	초밥(210g/300kcal) 얼큰닭곰탕(300g/150kcal) 미나리김무침(50g/74kcal) 깻잎전(*부추전)(180g/158kcal) 배추겉절이(40g/15kcal)
전체 열량	2,252kcal	2,186kcal

* (*)은 대체 음식을 나타낸다.
* 양념 중 간장이 들어가는 음식은 간장대신 소금 또는 다른 조미료로 대체하는 것이 좋다.

PART 7 감염성 질환 치료제

15

진균감염 치료제

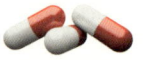

진균감염은 주로 진균(곰팡이류)에 의해 유발되며
무좀이라고 부르는 족부백선을 비롯하여 두부백선, 체부백선,
수부(손)백선, 안면백선, 조갑백선(손, 발톱 무좀) 및 완선 등이 있다.

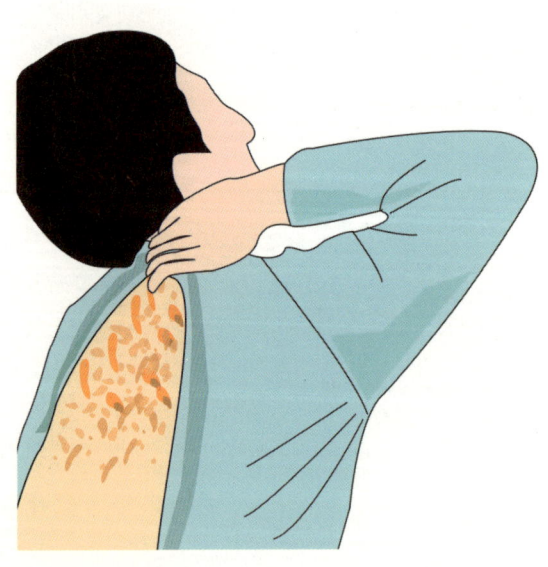

진균(fungun, 眞菌)은 곰팡이, 효모 및 버섯을 포함한 72,000여종 이상의 균종으로 구성되는 미생물균으로서 흔히 **곰팡이류**를 일컫는 학술용어인데, 진균에 의해 유발되는 감염증은 크게 **표재성 진균감염**과 **심부성 진균감염**으로 나눈다. **표재성 진균감염**에는 몸의 표면에 곰팡이가 자라서 생기며 피부의 바깥 각질층에 발생하는 백선증, 어우러기(전풍)와 피부점막에 발생하는 칸디다증이 있다.

백선증에는 우리가 흔히 '무좀'이라고 부르는 족부백선을 비롯하여 모발에 발생하는 두부백선, '도장부스럼'이라고도 하는 **체부백선**, 수부백선, 수발백선, 안면백선이 있고 손톱이나 발톱에 발생하며 대부분 만성수부나 족부백선이 진행하여 발병되는 **조갑백선** 및 음부 주위에 발생하며 젊은 남성에게 많이 발병되고 홍반으로 시작하여 주위로 퍼지는 완선 등이 있으며, 피부점막 칸디다증에는 입인두 칸디다증을 비롯하여 여성에서 발생하는 **외음질 칸디다증**이 그 대표격이다.

심부성 진균감염은 진균이 더 깊숙이 침투하여 뇌수막염 등의 심각한 전신감염을 유발하는 것을 말한다. 표재성 진균감염의 치료에는 연고나 크림 등의 국소용 제제를 비롯하여 필요할 경우 경구용 약물도 사용할 수 있는데, 과거에는 경구용 약물로 **그리세오풀빈**이 많이 사용되었으나 **케토코나졸, 이트라코나졸, 풀루코나졸** 등의 아졸계(azole) 항진균제가 개발된 이후로는 이 계열의 약물들이 효과가 뛰어나 치료기간을 훨씬 단축시킬 수 있을 뿐 아니라 부작용이 적기 때문에 많이 사용되고 있으며 **테르비나핀**도 흔히 사용된다.

1) 약물명

   많이 사용되는 항진균제

   - 그리세오풀빈(griseofulvin, 훌비신 정)
   - 케토코나졸(ketoconazole, 니조랄 정, 니조랄 크림/연고/샴푸)
   - 이트라코나졸(itraconazole, 스포라녹스 캡셀)
   - 플루코나졸(fluconazole, 디푸루칸 캡셀)
   - 테르비나핀(terbinafine, 라미실 정, 라미실 연고)

2) **복용법**

   (1) 그리세오풀빈 복용법
   ▷ 고지방 식이와 함께 복용한다.

   아하! 그렇군요!

   지방이 많이 함유되어 있는 음식은 그리세오풀빈의 체내 흡수를 증가시킨다.

   (2) 이트라코나졸 복용법
   ▷ 캡셀제 - 식사와 함께 복용한다.

   아하! 그렇군요!

   이트라코나졸이 녹아서 체내로 흡수되기 위해서는 위장의 환경이 산성이라야 한다. 따라서 식사와 함께 복용할 경우 90~100% 흡수되나 공복시 복용하면 절반만 흡수된다.
   위장질환 때문에 제산제를 복용하여야 하는 경우에는 이트라코나졸 투여 1시간 전이나 2시간 후에 복용하도록 한다.
   위산분비 억제제를 반드시 복용하여야 하는 경우에는 콜라와 함께 복용하면 약물의 흡수를 증가시킬 수 있다.

▷ 경구용 시럽제 - 공복시 복용한다.

아하! 그렇군요!

캡셀과 달리 음식물과 함께 복용하면 흡수가 감소한다.

(3) 테르비나핀 복용법
▷ 식사와 상관없이 일정한 시간에 규칙적으로 복용한다.

3) 식품

(1) 주의하여야 할 식품 및 생활습관
① 그리세오풀빈 복용시

■ 알코올

아하! 그렇군요!

그리세오풀빈은 홍조, 빈맥, 발한 등의 알코올 작용을 증강시킬 수 있다.

② 케토코나졸 복용시

■ 카페인

아하! 그렇군요!

케토코나졸은 카페인을 분해하는 효소를 억제하여 카페인의 작용을 강화시킬 수 있다.

■ 알코올

> **아하! 그렇군요!**
>
> 케토코나졸과 알코올을 함께 섭취할 경우 드물게 '디설피람 유사반응(disulfiram-like reaction)[1]'이 일어날 수 있다. 이러한 증상은 24시간이 지나면 자연 소실되기는 하나, 케토코나졸을 복용하는 동안이나 약물중단 48시간 이내에는 알코올 섭취를 삼가야 한다.

1 디설피람 유사반응(disulfiram-like reaction)이란?

디설피람은 1920년대에 만성 알코올중독증을 치료하기 위해 개발된 약물이다.

이 약물은 알코올을 분해시키는 효소의 하나인 아세트알데히드 디하이드로지나제(acetaldehyde dehydrogenase)를 억제함으로써 알데히드를 체내에 축적시키는데 이 알데히드가 바로 알코올을 마셨을 때 숙취를 일으키는 성분이다.

따라서 디설피람을 복용한 후 알코올을 마시게 되면 알데히드 농도가 보통 때 보다 5~10배 정도 높아져 두통을 비롯하여 얼굴이 붉어짐(안면홍조), 심장박동이 빨라짐, 가슴조임, 호흡곤란, 메스꺼움, 구토, 시각장애, 발진 및 미열 등을 일으키고 심한 경우에는 기립성 저혈압 및 심혈관 허탈*까지 유발할 수 있다.

그런데, 특정약물들 중에는 약물을 복용하고 알코올을 마시게 되면 이와 유사한 증상이 나타날 수 있는데 이것을 디설피람 유사반응이라고 부르며, 이러한 반응을 일으키는 약물에는 다음과 같은 것들이 있다.

디설피람 유사반응을 일으키는 약물

- 세균감염 치료제(항생제) – 메트로니다졸(metronidazole)
- 경구용 당뇨병 치료제 – 클로르프로파마이드(chlorpropamide)
- 세팔로스포린계 항생제 – 세포페라존(cefoperazone), 세포티탄(cefotetan)
- 진균감염 치료제 – 그리세오풀빈(griseofulvin)

따라서 이러한 약물을 복용하는 동안이나 또는 약물을 중단한 이후 일정한 시간이 경과하기까지는 알코올을 마시면 안 된다!

③ 이트라코나졸 복용시

- 자몽주스

다량의 자몽주스는 이트라코나졸(캡셀제)의 생체이용률을 감소시킬 수 있다.

- 홍국

아하! 그렇군요!

이트라코나졸은 홍국에 들어있는 로바스타틴(p. 23 참조)이라는 약물성분을 분해하는 효소를 억제하는 작용이 있으므로 로바스타틴의 혈중 농도 상승에 의한 근육통을 비롯한 근육병증 등의 부작용이 발생할 수 있다.

---

* **심혈관 허탈**
뇌나 신체의 주요 장기에 갑작스럽게 혈액이 공급되지 않아 해서 저혈압, 뇌기능 이상 등의 문제가 발생하는 것

④ 테르비나핀 복용시

■ 카페인

테르비나핀은 카페인의 *배설을 약 20% 정도 감소시킬 수 있다. 따라서 이 약물을 복용하는 동안 다량의 카페인이 함유된 음료를 섭취할 경우 카페인에 의한 부작용이 나타날 수 있으므로 주의하여야 한다.

■ 진균감염 치료제 복용시 주의하여야 할 식품들

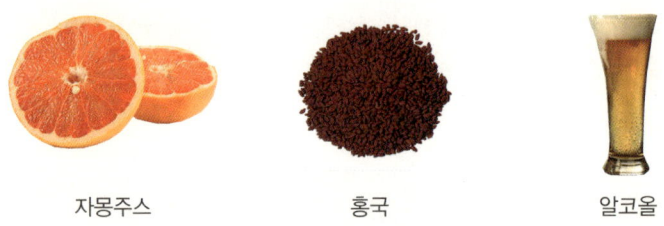

자몽주스　　　　　홍국　　　　　알코올

(2) 추천하고 싶은 식품

■ 진균감염 치료제 복용시 주의하여야 할 식품을 제외하고 모든 식품을 골고루 균형 있게 섭취한다.

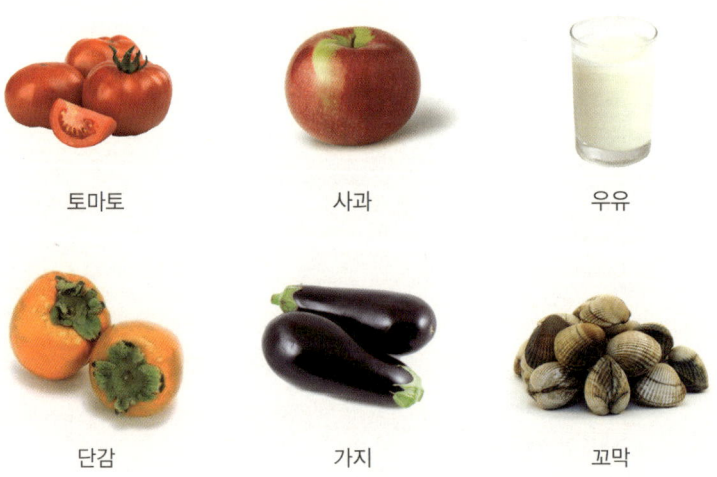

토마토　　　　　사과　　　　　우유

단감　　　　　가지　　　　　꼬막

> 알아두자!

이트라코나졸과 심부전

▶ 이트라코나졸은 심장수축을 억제하는 작용이 있으므로 현재 심부전을 앓고 있거나 이전에 앓았던 병력이 있는 환자들에서는 손, 발톱 무좀과 같은 생명 위협의 위험이 적은 질환 때문에 이트라코나졸을 사용해서는 안 된다.

이트라코나졸과 약물상호작용

▶ 이트라코나졸은 약물들을 분해시키는 주요 간효소의 작용을 억제한다. 따라서 이 효소에 의해 분해되는 약물들의 혈중농도를 높일 수 있다. 또한 이트라코나졸 자신이 이 효소에 의해서 분해되므로 이 효소의 활성에 영향을 주는 다른 약물들을 함께 복용하면 약물의 농도가 변할 수 있다. 따라서 이트라코나졸은 아주 많은 약물들과 상호작용을 일으켜서 부작용을 유발할 뿐 아니라 심한 경우에는 심장 부정맥, 심장정지, 급사 등 치명적인 부작용을 유발하므로 이 약물을 복용하기 전에 현재 복용중인 약물을 의사에게 알려야 하며, 이트라코나졸을 복용하는 동안 다른 약물을 복용하여야 하는 경우가 생기면 반드시 의사 또는 약사와 상담하여야 한다.

이트라코나졸의 부작용

▶ 이트라코나졸은 간손상 또는 간독성을 유발할 수 있으므로 이유를 설명할 수 없는 피로감, 전 신무력감, 메스꺼움, 구토, 식욕부진, 갈색뇨 등의 증상이 나타나면 즉시 약물복용을 중단하고 의사에게 알려야 한다.

4) 추천식단

진균감염 치료제 복용시 추천하고 싶은 식품군으로 2일간의 식단을 구성하였다. 1일과 2일에 제시된 식단은 기호에 따라 두 식단 중 하나를 선택하여 반복 섭취하여도 좋다.

	1일	2일
아침	쌀밥(210g/313kcal) 차돌박이된장찌개(250g/110kcal) 무나물(30g/25kcal) 어묵소시지볶음(100g/155kcal) 배추김치(40g/15kcal)	완두콩밥/콩밥(210g/300kcal) 배추국(210g/50kcal) 도토리묵골뱅이무침(100g/133kcal) 호박나물(50g/42kcal) 양배추김치(40g/15kcal)
간식	토마토(250g/35kcal)	사과(200g/100kcal)
점심	불고기덮밥 (400g/460kcal) 콩나물국(250g/50kcal) 가지나물(30g/35kcal) 배추김치(40g/15kcal)	쌀밥(210g/313kcal) 만두국(200g/282kcal) 꼬막무침(50g/67kcal) 고춧잎나물(30g/45kcal) 총각김치(40g/15kcal)
간식	우유(200g/125kcal)	단감(45g/37kcal)
저녁	보리밥(210g/300kcal) 김치국(250g/34kcal) 닭찜(200g/254kcal) 숙주겨자채(50g/71kcal) 오이소박이 (35g/6kcal)	쌀밥(210g/313kcal) 시래기된장국(250g/38kcal) 삼겹살구이(100g/510kcal) 상추, 깻잎(15g/5kcal) 파절이(50g/25kcal) 배추김치(40g/15kcal)
전체 열량	2,003kcal	2,305kcal

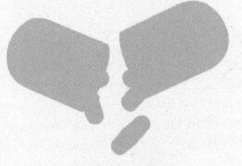

PART 8

소화기계 질환 치료제

PART 8 소화기계 질환 치료제
16
위장질환 치료제

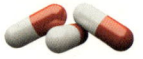

위 또는 십이지장에 염증이나 궤양이 생기게 되는 위장질환은
속쓰림, 상복부의 타는 듯한 통증 또는 불쾌감, 트림, 복부가스, 소화불량,
더부룩함, 조기포만감, 메스꺼움, 식욕부진 등의 증상이 수반된다.

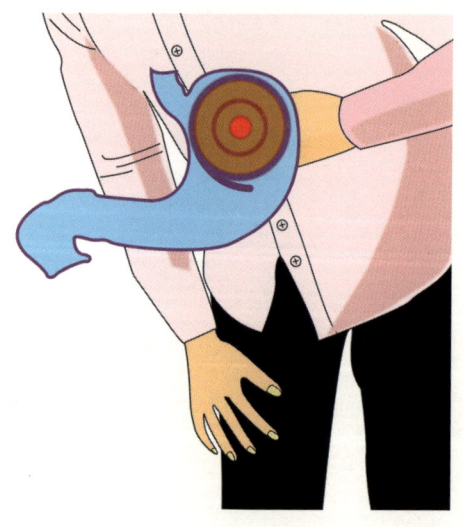

위장질환은 우리나라를 비롯하여 전세계적으로 아주 흔한 질환이다. 특히 우리나라에는 위염, 위 또는 십이지장 궤양, 위암 등의 질환이 흔한데, 특히 위암은 전체 암 사망률 중 1위를 차지할 만큼 발병률이 높다.

위 또는 십이지장에 염증이나 궤양이 생기게 되면 속쓰림, 상복부의 타는 듯한 통증 또는 불쾌감, 트림, 복부가스, 소화불량, 더부룩함, 조기포만감, 매스꺼움, 식욕부진 등의 증상이 나타나게 되고 심할 경우에는 위장관 출혈, 천공, 폐색 등의 심각한 합병증까지 유발할 수 있다.

이러한 궤양을 유발하는 원인으로는 과도한 위산의 분비, 위점막 보호기능의 저하, **헬리코박터균(Helicobacter pylori)의 감염** 및 **비스테로이드성 진통 소염제**(NSAIDs, pp. 107~109 참조)의 사용 등이 있다.

따라서 일반적으로 위장약이라 하면 위산을 중화시켜 위점막을 보호하고 위산의 분비를 억제함으로써 염증 및 궤양 등의 예방과 치료에 사용되는 약물을 말하는데, 이러한 약물들에는 위산을 중화시키는 역할을 하는 **제산제**, 위산의 분비를 증가시키는 히스타민의 작용을 억제하는 **히스타민 수용체 차단제와 프로톤 펌프(양성자펌프) 차단제** 등이 있다.

이들 약물들의 일부는 처방전 없이 약국에서 구입하여 자가 치료를 할 수 있으며 일시적인 증상을 완화시키는데 효과적이기는 하지만, 정확한 진단과 원인의 규명 없이 증상 완화만을 위해 장기적으로 약물을 계속 복용할 경우 증세가 악화되어 이후에 치료하기가 어려워지거나 큰 병을 방치하게 되는 경우도 생기므로 증상이 오래 지속될 경우에는 반드시 전문가와 상담하여 약물선택에 있어서 뿐만이 아니라 복용방법, 복용기간 등을 준수하는 등 약물을 정확하게 사용하여야 한다.

1) 약물명

대표적인 약물

(1) 제산제

- 수산화알루미늄(aluminum hydroxide, 암포젤 정)
- 산화마그네슘(magnesium oxide, 산화마그네슘 정) / 구연산마그네슘(magnesium citrate, 판토마그 정(복합제))
- 탄산칼슘(calcium carbonate, 탄산칼슘 정)

(2) 히스타민 억제제(H_2-수용체 차단제)

- 시메티딘(cimetidine, 타가메트 정)
- 라니티딘(ranitidine, 잔탁 정)
- 파모티딘(famotidine, 파모티딘 정)
- 니자티딘(nizatidine, 액시드 캡슐)

(3) 프로톤(양성자) 펌프 차단제(proton pump inhibitor, PPI)

- 오메프라졸(omeprazole, 로섹 캡슐, 라메졸 캡슐)
- 판토프라졸(pantoprazole, 판토록 정)
- 란소프라졸(lansoprazole, 란스톤 LFDT 정, 란스톤 캡슐)
- 에스오메프라졸(esomeprazole, 넥시움 정)
- 라베프라졸(rabeprazole, 파리에트 정)

2) 복용법

(1) 제산제 복용법
▷ 공복시(식간 - 식사와 식사 사이와 취침 전에 복용한다)

(2) 히스타민 수용체 차단제(H2-수용체 차단제) 복용법
▷ 식사와 상관없이 복용 가능하다. 일반적으로 하루 1회만 복용할 경우 취침 전에 복용하는 것이 효과가 좋다.

> **아하! 그렇군요!**
>
> 약물에 의해 위장장애가 나타날 경우에는 음식 또는 우유와 함께 복용할 수 있다. 단, 음식이나 음료에 의해 속쓰림 또는 가슴 쓰림이 악화되는 증상을 가진 경우에는 음식물 섭취 30~60분 전에 예방적으로 복용할 수 있다.

(3) 프로톤(양성자) 펌프 차단제 복용법
▷ 아침 식전 30분에서 60분 전에 복용한다.

> **아하! 그렇군요!**
>
> 프로톤(양성자) 펌프 차단제는 위산을 분비하는 프로톤(양성자) 펌프의 작용을 억제함으로써 소화성 궤양을 예방 또는 치료하는 작용을 하므로 프로톤(양성자) 펌프의 작용이 가장 활발할 때 복용하는 것이 약효가 좋다.

3) 식품

(1) 주의하여야 할 식품

① 제산제

■ 우유

제산제로 사용되는 탄산칼슘과 몸에 흡수되는 알칼리(예 : 우유)를 함께 섭취하게 되면 혈액 중의 칼슘 수치가 급격히 상승하는 고칼슘혈증을 비롯하여, 대사성 알칼리증, 신부전 등을 유발할 수 있다.
이러한 증상을 '우유알칼리증후군(Milk-Alkali Syndrome)'이라고 하는데 일반적으로 하루 2.5~4g 이상의 아주 많은 양의 칼슘을 복용하였을 경우 발생하나 아주 드물게 1~1.5g의 칼슘용량에서도 발생할 수 있으므로 주의하여야 한다.

■ 오렌지 등의 과일주스 및 콜라

제산제에 함유되어 있는 알루미늄 성분이 주스 등으로 인해 위내의 산도가 높아지게 되면 체내로 흡수되어 부작용(예, 신경독성, 빈혈 등)이 나타날 수 있으므로 주의하여야 한다.

② 히스타민 수용체 차단제(H_2-수용체 차단제)

■ 카페인

시메티딘을 복용하면서 카페인을 함께 섭취하게 되면 시메티딘이 카페인을 분해하는 효소를 억제함으로써 카페인의 혈중농도가 상승하게 되고 작용이 오래 지속된다.
보통의 경우에는 달리 심각하게 문제가 되지 않으나, 카페인의 작용에 예민한 사람에게서는 메스꺼움, 손떨림, 심장박동 항진 등을 호소할 수 있으므로 이럴 경우에는 카페인의 섭취를 제한할 필요가 있다(단, 시메티딘 이외의 다른 H_2-수용체 차단제 약물에서는 이러한 영향이 나타나지 않는다).

카페인 함유식품
커피, 콜라, 차, 초콜릿 등

■ 알코올
시메티딘과 라니티딘의 경우 알코올의 혈중농도를 약간 상승시키는 것으로 보고되었으나 임상적으로 의미 있는 영향은 보고되지 않았다.

■ 위장질환 치료제 복용시 주의하여야 할 식품들

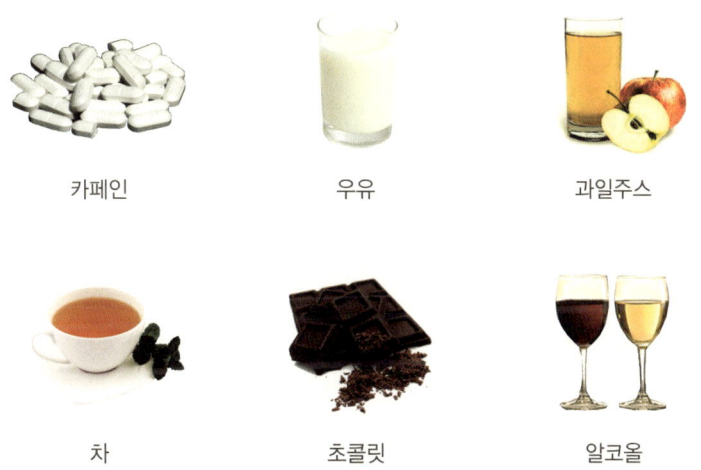

카페인   우유   과일주스

차   초콜릿   알코올

4) 추천식단

위장질환 치료제 복용시 추천하고 싶은 식품군으로 2일간의 식단을 구성하였다. 1일과 2일에 제시된 식단은 기호에 따라 두 식단 중 하나를 선택하여 반복 섭취하여도 좋다.

	1일	2일
아침	진밥(210g/313kcal) 시금치된장국(250g/35kcal) 호박나물(50g/15kcal) 양송이버섯볶음(50g/45kcal) 나박김치(60g/15kcal)	진밥(210g/313kcal) 맑은생태탕(700g/300kcal) 달걀찜(90g/50kcal) 취나물된장무침(50g/15kcal) 돌나물물김치(60g/15kcal)
간식	바나나(100g/50kcal)	사과(200g/100kcal)
점심	진밥(210g/313kcal) 콩나물국(250g/50kcal) 고등어조림(100g/234kcal) 청경채무침(50g/18kcal) 나박김치(60g/15kcal)	진밥(210g/313kcal) 조개탕(250g/100kcal) 부추장떡(50g/119kcal) 가지나물무침(50g/15kcal) 물김치(60g/15kcal)
저녁	진밥(210g/313kcal) 두부배추된장국(210g/110kcal) 으깬고구마샐러드(*감자샐러드) (100g/114kcal) 임연수어구이(100g/124kcal) 동치미(*열무물김치)(60g/15kcal)	진밥(210g/313kcal) 매생이굴국(100g/85kcal) 시금치나물 (50g/41kcal) 갈치구이(100g/124kcal) 물김치(60g/15kcal)
전체 열량	1,779kcal	1,933kcal

* (*)은 대체 음식을 나타낸다.

헬리코박터균(Helicobacter pylori)과 위장질환

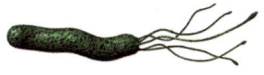

헬리코박터균은 1982년에 워렌과 마샬 박사에 의해 분리된 나선형 모양의 세균으로, 요소분해효소(urease)를 가지고 있어서 암모니아를 생산하여 위산을 중화시킬 수 있기 때문에 대부분의 세균이 살아남기 어려운 위장 내의 강한 산성환경에서 자신을 보호할 수 있을 뿐만 아니라 플라젤라(flagella)라고 불리우는 편모를 가지고 있어서 두꺼운 위점막층 속으로 쉽게 침투해 들어가서 만성적인 위염을 일으키는 균이다. 헬리코박터균은 일반적으로 출생 후 몇 년 지나지 않아서부터 감염되기 시작하여 균박멸치료(제균치료)를 받지 않는 한 평생토록 감염을 보유하게 된다. 우리나라의 경우 인구의 60% 정도가 헬리코박터균에 감염되어 있는 것으로 알려져 있으며 미국의 경우는 30%, 개발도상국의 경우는 80% 정도 감염되어 있는 것으로 나타나 평균 전세계 인구의 50% 정도의 감염율을 보이고 있다.

이러한 헬리코박터균 감염은 십이지장 궤양, 위궤양 등의 소화성 궤양을 일으킬 수 있는데 우리나라에서는 십이지장 궤양의 90~95%, 위궤양의 60~80%가 이 균에 감염되어 있는 것으로 나타났다. 또한 헬리코박터균은 위암 발생과의 상관성도 밝혀져서 1994년 세계보건기구(WHO)에 의해 발암인자로 분류되었으며, 위에서 발생하는 림프종의 92~100%에서도 헬리코박터균이 발견된다. 헬리코박터균은 구강에서 구강 또는 분변에서 구강의 경로를 통해 감염되는데, 헬리코박터균에 감염된 모든 사람들에서 건강상의 문제가 나타나는 것은 아니며, 감염된 사람의 단지 10~15%에서만 소화성 궤양 또는 위암 등이 발생하게 된다. 요즘에는 균을 박멸하는데 효과가 좋은 항생제 치료요법으로 헬리코박터균에 의한 소화성 궤양의 재발율을 5~10% 이내로 낮추는 성과를 올리기는 하였으나, 반면에 항생제에 의한 내성 문제가 야기되어 제균치료 성공율에 장애요인으로 작용하고 있다.

PART 8 소화기계 질환 치료제

17
변비 치료제

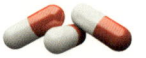

변비 치료약 또는 하제는 장의 움직임을 도와주거나
변을 무르게 하여 배변을 돕는 약물이다.

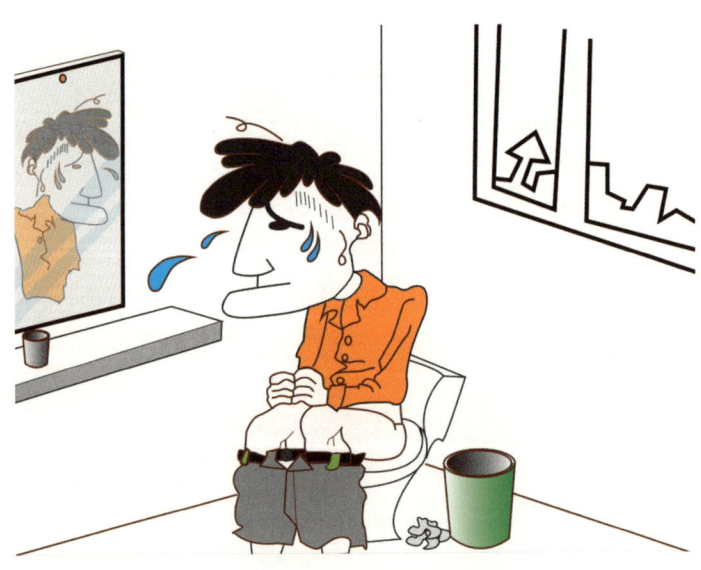

변비는 대부분 의학적인 원인보다 일상생활 양식에 따라 발생한다. 주로 운동을 게을리하거나 수분섭취가 부족되거나 섬유소가 적은 음식을 먹거나 하면 변비에 걸리기 쉽다. 그러나 과도한 스트레스, 생리나 여행 등도 그 원인이 될 수도 있으며 때로는 다른 질병의 치료에 의해서도 변비가 유발될 수 있다.

변비약 또는 하제는 장의 움직임을 도와주거나 변을 무르게 하여 배변을 돕는 약물이다. 변비약은 대장에서 약효를 나타내어야 하므로 위장에서는 녹지 않게 코팅된 것이 많다.

이러한 약물들은 작용하는 양상에 조금씩 차이가 있는데, 장점막이나 신경총을 자극하여 물과 전해질 배설에 영향을 주고, 직접적으로 장의 연동운동을 촉진함으로써 작용을 나타내는 **자극성 하제**, 대장 내용물에 윤활유처럼 작용하여 변이 쉽게 운반 배설되도록 하는 **윤활성 하제**, 장내 삼투압을 증가시켜 수분의 양을 증가시키는 **삼투성 하제**, 식이섬유와 같이 장내의 수분을 흡수, 부피가 팽창하여 장에 자극을 줌으로써 운동성을 항진시키는 **부피형성 하제**, 계면활성제로서 장에서 수분이나 지방이 침윤되도록 하여 변을 부드럽게 만드는 **변 연화제** 등으로 구분할 수 있다.

이러한 변비약을 잘못 사용하거나 장기간 남용하게 되면 장마비, 과민성 대장증후군, 췌장염, 신장질환 등 심각한 부작용을 유발할 수 있으므로 반드시 의사 또는 약사와 상담하도록 한다.

1) 약물명

   대표적인 약물

   (1) 자극성 하제

■ 비사코딜(bisacodyl, 둘코락스 정)

   (2) 윤활성 하제

■ 미네랄 오일(mineral oil)

   (3) 삼투성 하제

■ 염류성 하제
  □ 마그네슘염 제제

    산화마그네슘(magnesium oxide, 산화마그네슘 정),
    수산화마그네슘(magnesium hydroxide, 마그밀 정)

  □ 인산염 제제

    인산나트륨(sodium phosphate, 솔린액오랄)

■ 고삼투성 하제
  □ 락툴로스(lactulose, 듀파락 시럽)

   (4) 부피형성 하제

■ 차전자피(psyllium husk, 무타실)

   (5) 변 연화제

■ 도큐세이트(docusate, 복합제)
■ 글리세린(glycerin, 농글리세린 액)

2) 복용법

(1) 자극성 하제 복용법
▷ 비사코딜 – 저녁 또는 취침 전 공복에 복용한다(단, 좌제 또는 관장약은 배변하기 15~30분 전에 사용한다).

(2) 윤활성 하제
▷ 미네랄 오일 – 취침시를 제외하고는 필요한 경우 시간에 상관없이 복용할 수 있다.

> **아하! 그렇군요!**
>
> 취침시 복용하면 미네랄 오일이 기도로 흡인되기 쉬워 지질폐렴의 위험이 있다.

3) 식품

(1) 주의하여야 할 식품

① 자극성 하제

■ 비사코딜
- 우유 및 요구르트 등의 유제품 – 비사코딜 복용 1시간 전후로 피하도록 한다.

> **아하! 그렇군요!**
>
> 비사코딜은 알칼리성인 대장에서 녹아 약효를 나타내도록 특수코팅(장용성 코팅)되어 있는데, 약알칼리성인 우유 또는 유제품은 위산을 중화시켜 비사코딜이 대장으로 가기 전에 장용성 코팅이 위장에서 녹아버리게 함으로써 위를 자극하게 되고 소화불량, 위경련 등의 부작용을 유발할 수 있다. 또한 위산의 분비를 억제하여 위산을 중화시키는 위장약도 비사코딜과 함께 복용하는 것을 피하도록 한다.

② 윤활성 하제

■ 미네랄 오일
□ 미네랄 오일은 대장에서 수분이 체내로 흡수되는 것을 억제함으로써 변을 부드럽게 하고 매끄럽게 한다. 약효를 나타내기까지는 6~8시간 정도 걸린다.
□ 미네랄 오일을 장기간 복용하게 되면 지용성 비타민 A, D, E, K 등의 결핍이 생길 수도 있다.

> 아하! 그렇군요!
>
> 미네랄 오일이 지용성 비타민을 녹여 체외로 배출시킨다.

■ 변비 치료제(비사코딜) 복용시 주의하여야 할 식품들

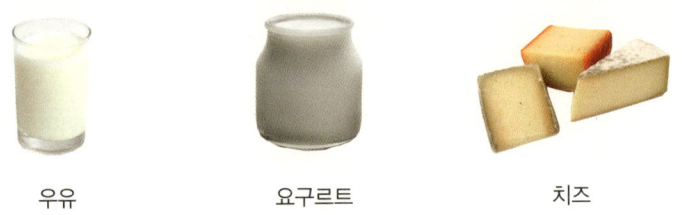

우유　　　　　요구르트　　　　　치즈

(2) 추천하고 싶은 식품

■ 변비에 좋은 식품
- 양배추, 브로콜리, 배추, 콩나물, 무청, 치커리, 사과, 살구, 키위, 망고, 토마토, 오이, 고구마, 보리, 호밀, 왕겨, 곡물류

> **알아두자!**
>
> 변비 예방을 위한 생활습관 및 식이요법
>
> ▶ 섬유질이 풍부한 식품을 섭취한다.
> ▶ 충분한 수분을 섭취한다.
> ▶ 올바른 배변습관을 유지하도록 한다.
> ▶ 규칙적으로 운동한다.

■ 변비 치료제 복용시 주의하여야 할 식품을 제외하고 모든 식품을 골고루 균형 있게 섭취한다.

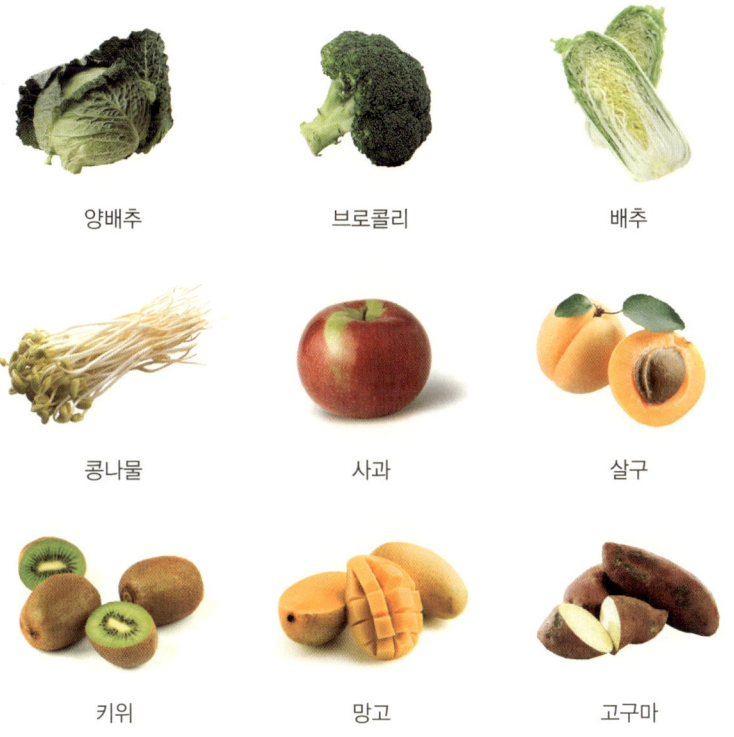

양배추	브로콜리	배추
콩나물	사과	살구
키위	망고	고구마

4) 추천식단

변비 치료제 복용시 추천하고 싶은 식품군으로 2일간의 식단을 구성하였다. 1일과 2일에 제시된 식단은 기호에 따라 두 식단 중 하나를 선택하여 반복 섭취하여도 좋다.

	1일	2일
아침	보리밥(210g/300kcal) 우거지국(250g/30kcal) 김구이(2.2g/3kcal) 고춧잎나물(30g/45kcal) 배추김치 (40g/15kcal)	수수밥(210g/300kcal) 근대된장국(250g/35kcal) 우엉잡채(150g/189kcal) 오이양배추생채(50g/31kcal) 조기구이(100g/124kcal) 배추김치(40g/15kcal)
점심	보리밥(210g/300kcal) 콩가루배추국(210g/50kcal) 오리버섯불고기(150g/230kcal) 깨순나물무침(50g/25kcal) 열무산초김치(50g/30kcal)	열무보리비빔밥(410g/500kcal) 순두부된장국(210g/110kcal) 미역줄기당근채볶음(50g/12kcal) 깍두기 (40g/15kcal)
간식	키위(100g/54kcal)	방울토마토(50g/7kcal)
저녁	밤밥(210g/300kcal) 홍합미역국(250g/100kcal) 닭고기고구마볶음(200g/300kcal) 오색양상추무침(50g/41kcal) 배추김치(40g/15kcal)	현미밥(210g/300kcal) 고등어김치조림(100g/234kcal) 뱅어포구이(100g/124kcal) 고구마줄기볶음(50g/25kcal) 도라지생채(50g/31kcal)
전체 열량	1,838kcal	2,052kcal

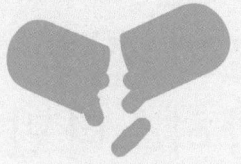

PART 9

알레르기 질환 치료제

PART 9 알레르기 질환 치료제

18

알레르기 질환 치료제 (항히스타민제)

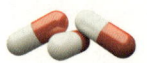

우리 몸은 외부에서 이물질이 침입하면 면역시스템을 통하여 면역세포에서 히스타민(histamine)이라는 물질이 분비되며 이는 혈관을 확장시키고, 혈관의 투과성을 항진시킬 뿐 아니라 부종을 유발하여 코막힘, 눈물, 콧물, 재채기, 충혈, 가려움증(피부, 눈, 코) 등 알레르기 질환에서 볼 수 있는 다양한 증상들을 유발한다.

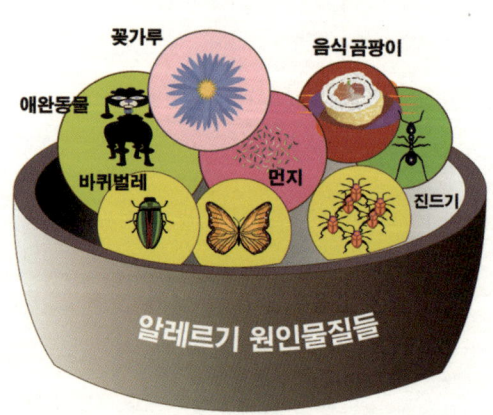

우리 몸은 외부에서 이물질이 침입하게 되면 면역시스템을 통하여 비만세포(mast cell)라고 불리는 면역세포에서 **히스타민(histamine)**이라는 물질이 분비된다.

히스타민은 혈관을 확장시키고, 혈관의 투과성을 항진시킬 뿐 아니라 부종을 유발하여 **코막힘, 눈물, 콧물, 재채기, 충혈, 가려움증(피부, 눈, 코)** 등 알레르기 질환에서 볼 수 있는 다양한 증상들을 유발한다. 따라서 우리가 흔히 알레르기 치료약물이라고 하면 이러한 히스타민의 작용을 억제하는 **항히스타민제**를 일컫는다.

초기에 개발된 **제1세대 항히스타민제**들은 복용시 **졸음**이 많이 오는 것이 특징인데, 이러한 작용은 환자의 일상생활에 불편을 초래하기도 하지만, 오히려 이러한 작용을 이용하여 몇몇 제1세대 항히스타민제[예, 디펜히드라민(diphenhydramine), 독실아민(doxylamine)]는 수면제로 사용되기도 한다.

이후 새로 개발된 **제2세대 항히스타민제**들은 약물이 뇌장벽을 통과하지 못하여 졸음이 적게 나타나는 특징을 가지고 있기 때문에 현재 알레르기 치료약물로 선호되고 있다. 하지만 제1세대 항히스타민제 또한 여전히 많이 사용되고 있는데 특히 종합감기약 등에 많이 함유되어 있다.

1) 약물명

   (1) 제1세대 항히스타민제

   - 디펜히드라민(diphenhydramine, 단자민 정)
   - 클로르페니라민(chlorpheniramine, 페니라민 정)
   - 브롬페니라민(brompheniramine, 베아코프 정(복합제))
   - 독실아민(doxylamine, 자미실 정)

   (2) 제2세대 항히스타민제

   - 펙소페나딘(fexofenadine, 알레그라 정, 펙소나딘 정)
   - 세티리진(cetirizine, 지르텍 정)
   - 로라타딘(loratadine, 클라리틴 정)
   - 레보세티리진(levocetirizine, 씨잘 정)
   - 아젤레스틴(azelastine, 아젭틴 정)

2) 복용법

   (1) 제1세대 항히스타민제 복용법
   ▷ 식사와 상관없이 복용 가능하다.

   (2) 제2세대 항히스타민제 복용법
   ▷ 식사와 상관없이 복용 가능하다.

알아두자!

항히스타민제와 졸음

▶ 중추신경계를 억제하여 졸음을 유발하는 약물을 복용하는 동안에는 운전이나 위험한 기계조작과 같은 주의력과 집중력을 요하는 작업은 삼가도록 한다.

▶ 노인에서는 졸음이나 어지러움 때문에 넘어져 골절이 생기는 경우가 많으므로 특히 주의가 필요하다.

3) 식품

(1) 주의하여야 할 식품

① 제1세대 항히스타민제 복용시(예, 디펜히드라민 복용시)

- 알코올

> **아하! 그렇군요!**
>
> 제1세대 항히스타민제와 알코올을 함께 복용하게 되면 과도한 진정작용을 비롯하여 판단력 저하, 주의집중력 감소, 조정능력 감소, 반응시간 지연 등의 중추신경계 억제작용이 나타날 수 있으므로 운전이나 기계조작 등 집중력을 요하는 작업은 삼가는 것이 좋다.

② 제2세대 항히스타민제 복용시(예, 펙소페나딘 복용시)

- 자몽주스, 오렌지 주스, 애플주스

> **아하! 그렇군요!**
>
> 이들 주스는 펙소페나딘이 체내로 흡수되는데 필요한 전달시스템을 억제하여 펙소페나딘의 약효를 감소시킨다고 알려져 있으므로 펙소페나딘과 동시에 복용하지 않는 것이 좋다.

(2) 추천하고 싶은 식품

- 본인의 체질에 따라 섭취시 알레르기 증상이 나타나는 식품을 제외하고 모든 식품을 골고루 균형 있게 섭취하는 것이 중요하다.

4) 추천식단

알레르기 질환 치료제 복용시 추천하고 싶은 식품군으로 2일간의 식단을 구성하였다. 1일과 2일에 제시된 식단은 기호에 따라 두 식단 중 하나를 선택하여 반복 섭취하여도 좋다.

	1일	2일
아침	잡곡밥(210g/300kcal) 콩나물국(250g/50kcal) 두부조림(*어묵조림)(80g/89kcal) 호박느타리볶음(50g/25kcal) 배추김치(40g/15kcal)	쌀밥(210g/313kcal) 북어달걀국(250g/73kcal) 오이생채(50g/31kcal) 도라지나물(50g/15kcal) 깍두기(40g/15kcal)
간식	자두(*토마토)(50g/34kcal)	떡류(50g/99kcal)
점심	흑미밥(210g/300kcal) 순두부찌개(*쑥국)(250g/120kcal) 잡채(150g/189kcal) 콩자반(*동부콩조림)(15g/38kcal) 총각김치(40g/15kcal)	잡곡밥(210g/300kcal) 호박된장찌개(210g/110kcal) 마파두부(100g/144kcal) 양배추샐러드(100g/114kcal) 배추김치(40g/15kcal)
간식	찐 옥수수(50g/53kcal)	두유(200g/118kcal)
저녁	잡곡밥(210g/300kcal) 꽃게탕(*곰국)(300g/98kcal) 더덕무침(*도라지무침)(50g/31kcal) 갈치구이(100g/124kcal) 배추김치(40g/15kcal)	콩밥(210g/300kcal) 팽이버섯된장국(210g/110kcal) 오징어초무침(180g/100kcal) 고사리나물(*쑥갓나물)(50g/15kcal) 갓김치(40g/15kcal)
전체 열량	1,796kcal	1,887kcal

* (*)은 대체 음식을 나타낸다.

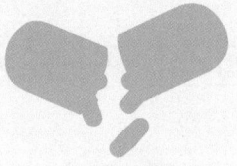

PART 10

호흡기계 질환 치료제

PART 10 호흡기계 질환 치료제

19

천식 치료제

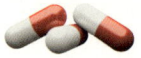

천식은 기도의 만성 염증성 질환으로 기도 폐쇄, 기도 염증, 기관지 과민성 등을
특징으로 하는 질환으로 천명음(숨을 내쉴 때 들리는 쌕쌕거리는 소리),
기침, 재채기, 가슴 조임 또는 답답함, 호흡곤란 등의 증상이 나타난다.

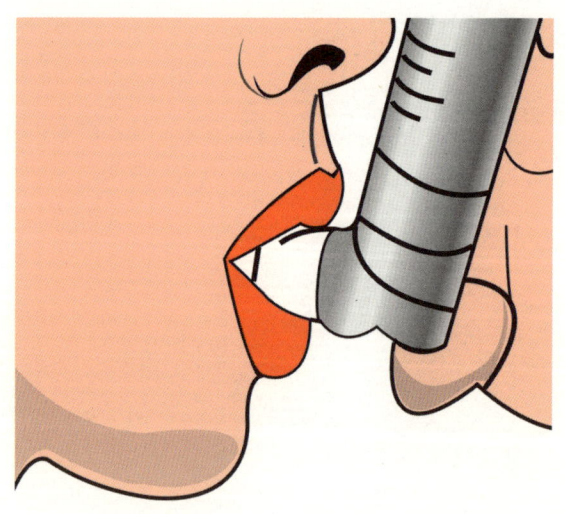

천식은 **기도의 만성 염증성 질환**으로 기도 폐쇄, 기도 염증, 기관지 과민성 등을 특징으로 하는 질환이다. 천식의 증상으로는 일반적으로 **천명음(숨을 내쉴 때 들리는 쌕쌕거리는 소리), 기침, 재채기, 가슴 조임 또는 답답함, 호흡곤란** 등이 나타나는데 주로 야간이나 이른 아침에 증상이 심해지는 경향이 있다.

우리나라의 경우 성인의 10%가 천식 증세가 있으며 특히 65세 이상의 30~40%가 천식을 앓고 있는 것으로 추정된다. 천식은 주로 환경적 요인이 많은 영향을 미치는데, 이로 인해 알레르기성 천식이 주류를 이루고 있다. 알레르기성 천식은 알레르기를 유발하는 **알레르기항원(allergen)**이 폐로 들어가 알레르기에 관여하는 세포 표면에 있는 면역글로불린(IgE)에 붙어 이 세포가 터지면서 자극물질인 히스타민, 류코트리엔이 유출되고 혈관이 확장되므로 그 후 점액분비선에서 점액이 유출되어 기관지가 압박을 받아 나타난다. 때문에 이로 인해 기침과 호흡곤란이 일어나는 것이다.

또한 아스피린과 같은 진통 소염제(NSAIDs)에 의해서도 그 부작용으로 천식이 유발될 수 있다. 따라서 천식을 치료하기 위해서는 최대한 천식의 원인물질이나 유발요인들을 없애거나 피하는 것이 근본적인 치료이며, 이와 함께 약물치료를 병행할 수 있다. 약물치료로는 **기관지 확장제**와 **항염증제**를 주로 사용하게 된다.

1) 약물명

   대표적인 약물

   - 테오필린(theophylline, 유니필 서방정)
     - 차에 많이 함유되어 있는 잰틴(xanthine) 유도체 화합물로 화학적으로 카페인과 유사한 약물이다. 테오필린은 기도의 평활근을 이완시켜 기관지를 확장시키는 작용이 있어서 예로부터 천식, 만성 폐쇄성 폐질환, 기관지경련의 예방 등에 많이 사용되어 왔으며, 최근에는 테오필린이 항염증 및 면역조절작용을 함으로써 천식의 증상을 치료, 예방한다고도 알려져 있다.

2) 복용법

   테오필린 복용법

   ▷ 공복(식전 30분~1시간 전 또는 식후 2시간)에 복용하는 것이 좋으나, 만일 위장장애가 심하면 음식물 또는 제산제와 함께 복용할 수도 있다.
   ▷ 충분한 양의 물과 함께 복용한다(이때 약물의 흡수가 증가한다).

3) 식품

   (1) 주의하여야 할 식품 및 생활습관

   - 고지방식이

   아하! 그렇군요!

   약물의 흡수량을 증가시켜 테오필린의 혈중농도를 상승시키므로 경우에 따라 테오필린에 의한 독성이 나타날 수 있다.

■ 카페인

> **아하! 그렇군요!**
>
> 테오필린과 카페인을 함께 섭취할 경우 둘 다 중추신경계를 자극하여 신경과민, 불안, 떨림, 불면, 오심, 구토, 심장 두근거림 등의 과도한 카페인 유사작용이 나타날 수 있으며, 심한 경우에는 발작, 심장 부정맥 등도 유발할 수 있다.

> **카페인 함유식품**
>
> 커피, 차류(녹차 포함), 코코아, 콜라, 초콜릿

■ 숯불에 구운 음식이나 바비큐

> **아하! 그렇군요!**
>
> 숯불로 구운 음식(예, 숯불갈비 또는 바비큐)에는 간에서 약물분해효소를 유도하는 다환성 방향족 탄화수소가 함유되어 있다. 따라서 이러한 음식은 테오필린의 분해를 촉진하여 약효를 감소시킬 수 있다.

■ 양배추 등의 십자화과(배추과) 채소(다량 섭취할 경우)

> **아하! 그렇군요!**
>
> 십자화과 채소에 많이 함유되어 있는 인돌-3-카비놀(indole-3-carbinol)(p.113 참조)은 간에서 약물분해효소의 작용을 증가시키는 작용을 하므로 테오필린의 분해가 빨리 일어나 약효가 감소할 수 있다.

■ 저단백, 고탄수화물식이

> **아하! 그렇군요!**
>
> 저단백, 고탄수화물식이는 테오필린의 분해 및 배설을 억제함으로써 약물의 농도를 상승시켜 부작용을 유발할 수 있다. 반면 고단백, 저탄수화물식이는 테오필린의 분해 및 배설을 증가시켜 약효를 떨어뜨릴 수 있다. 따라서 일정한 약물농도를 유지할 수 있도록 균형잡힌 식사를 하는 것이 중요하다.

■ 소변을 알칼리성(또는 산성)으로 만드는 식품(다량 섭취할 경우)

> **아하! 그렇군요!**
>
> 소변이 알칼리성이 되면 테오필린의 배설이 감소하게 된다. 이는 결과적으로 테오필린의 혈중 약물농도를 높일 수 있으며 약효와 더불어 부작용도 증가할 수 있다. 반대로 소변이 산성을 띄게 되면 테오필린의 배설이 증가되어 약물농도와 약효가 감소할 수 있다.

소변을 알칼리성으로 만드는 식품

아몬드, 탈지유(버터밀크), 밤, 코코넛, 크림, 과일(크랜베리, 자두 제외), 우유, 채소(옥수수, 렌즈콩(lentils) 제외)

소변을 산성으로 만드는 식품

베이컨, 치즈, 육류, 가금류, 빵, 케이크, 쿠키, 크래커, 달걀, 크랜베리(과일, 주스), 오렌지 주스, 자두, 옥수수, 렌즈콩, 호두, 땅콩, 생선, 조개, 비타민C, 스파게티, 국수, 마카로니, 쌀

■ 흡연
- 담배에는 간에서 약물분해효소를 유도하는 다환성 방향족 탄화수소가 함유되어 있다. 따라서 흡연은 테오필린의 분해를 촉진하여 약효를 감소시킬 수 있다.

> **아하! 그렇군요!**
>
> 만약 흡연을 하던 사람이 갑자기 담배를 끊게 되면 테오필린의 분해효소가 감소하게 되고 이는 테오필린의 혈중농도를 증가시킬 수 있다. 따라서 테오필린을 복용하는 사람에서 흡연 유무가 바뀔 경우에는 이를 의료진에게 알리고 약물의 혈중농도를 주의 깊게 관찰하여야 한다.

- 알코올 동시 복용 금지
  - 구역, 구토, 두통, 과민 반응과 같은 부작용이 나타난다.

> **알아두자!**
>
> 과일주스, 탄산음료, 와인은 산성식품으로 위장장애를 유발할 수 있는 산(acid)을 함유하고 있기는 하지만 몸 안에서 분해되어 산을 생성하지 않으므로 소변의 산성도에 영향을 주지 않는다.

- 천식 치료제 복용시 주의하여야 할 식품들

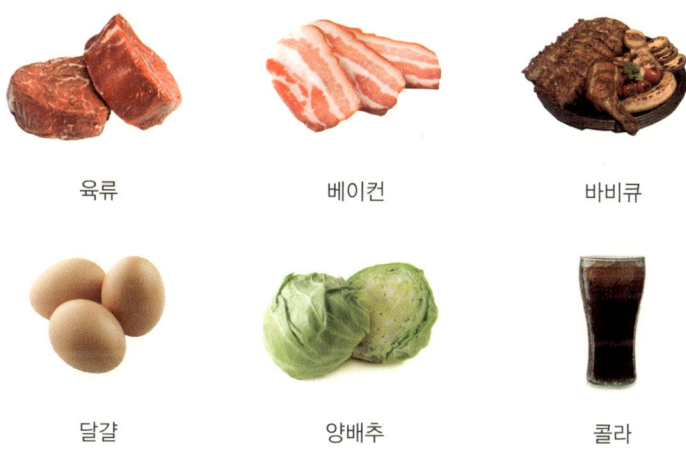

육류　　　　　베이컨　　　　　바비큐

달걀　　　　　양배추　　　　　콜라

(2) 추천하고 싶은 식품

- 천식 치료제 복용시 주의하여야 할 식품을 제외하고 모든 식품을 골고루 균형 있게 섭취한다.

4) 추천식단

천식 치료제 복용시 추천하고 싶은 식품군으로 2일간의 식단을 구성하였다. 1일과 2일에 제시된 식단은 기호에 따라 두 식단 중 하나를 선택하여 반복 섭취하여도 좋다.

	1일	2일
아침	잡곡밥(210g/300kcal)	율무밥(210g/300kcal)
	굴미역국(*쑥국)(250g/60kcal)	부추재첩국(250g/100kcal)
	어묵볶음(50g/68kcal)	오징어채볶음(50g/108kcal)
	김구이(2.2g/3kcal)	콩나물무침(50g/25kcal)
	배추김치(40g/15kcal)	배추김치(40g/15kcal)
간식	인절미(50g/99kcal)	고구마맛탕(135g/266kcal)
점심	단호박찰밥(240g/334kcal)	양송이덮밥 (800g/520kcal)
	무국(250g/61kcal)	
	도라지무침(50g/31kcal)	두부맑은된장국 (210g/110kcal)
	멸치볶음(30g/30kcal)	
	배추김치(40g/15kcal)	배추김치(40g/15kcal)
간식	볶은 은행 3알(5g/9kcal)·찹쌀떡(70g/165kcal)	오이(40g/6kcal)
저녁	현미찹쌀밥(210g/300kcal)	현미차조밥(210g/300kcal)
	버섯전골(300g/130kcal)	꽃게탕(300g/98kcal)
	두부조림(80g/89kcal)	도토리묵무침(100g/52kcal)
	청경채무침(50g/18kcal)	참나물무침(50g/42kcal)
	깍두기(40g/15kcal)	배추김치(40g/15kcal)
전체 열량	1,742kcal	1,972kcal

* (*)은 대체 음식을 나타낸다.

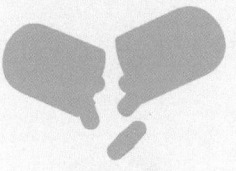

PART 11

신경계 질환 치료제

PART 11 신경계 질환 치료제
20
파킨슨병 치료제

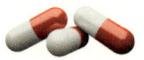

파킨슨병은 중뇌의 피막을 대뇌각에서 분리하는 회백질층인
흑질(substantia nigra)에서 도파민 신경세포가 점차 소실되어 발생하며
특징적인 증상으로 안정시 진전(떨림), 강직(근육강직), 운동완만(느린 운동),
자세 불안정, 가면을 쓴 것 같은 얼굴 등이
특징적으로 나타나는 만성 퇴행성 신경계 질환이다.

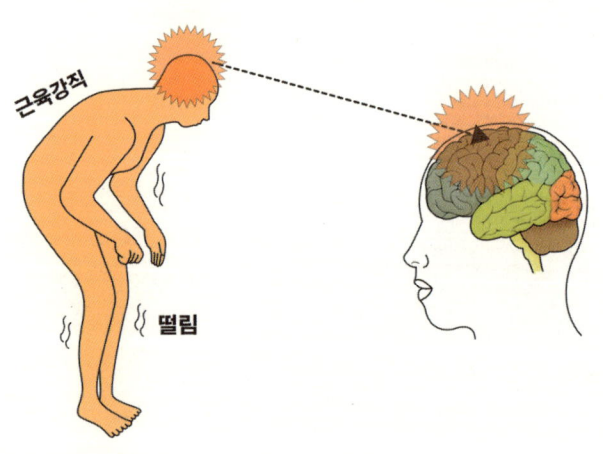

파킨슨병은 뇌의 흑질(substantia nigra)이라고 불리는 곳에서 뇌 신경전달물질인 도파민을 분비하는 **도파민 신경세포**가 점차 소실되어 발생하며 특징적인 증상으로 안정시 **진전(떨림), 강직(근육강직), 운동완만(느린 운동), 자세 불안정, 가면을 쓴 것 같은 얼굴 등**이 특징적으로 나타나는 만성 퇴행성 신경계 질환이다.

파킨슨병은 주로 50세 이후 중년에 나타나는 증상으로서 초기에는 생기가 없고 뚜렷한 이유도 없이 자주 넘어지며 몸이 떨린다. 걸음걸이와 음식을 먹는 속도가 늦어지고 얼굴 근육이 마음대로 움직여 주지 않아 얼굴 표정도 경직된 상태로 표정과 감정 표출이 우둔해진다.

파킨슨병은 질병의 증세가 아주 서서히 진행되므로 초기 진단의 어려움이 있다. 주로 보폭을 좁게 발을 질질 끄는 걸음걸이 이상, 눈의 움직임이 줄어드는 눈근육의 이상, 음식 삼키기의 부적절함, 수면을 잘 이룰 수 없는 경우, 대장근육의 이상으로 인한 배변횟수 감소 등이다.

따라서 파킨슨병을 치료하는 방법은 부족한 도파민을 외부에서 공급해주거나 도파민의 분해를 억제하고 수용체를 자극함으로써 **도파민 신경세포의 활성을 증가**시킨다.

1) 약물명

   대표적인 약물

   - 레보도파(levodopa, L-dopa) - 전통적 파킨슨병 치료약

2) 복용법

   ┌─ 레보도파 복용법 ─────────────────────┐
   ▷ 식전 30분 또는 식후 1시간 공복시 복용한다.

   아하! 그렇군요!

   레보도파는 식사 또는 우유와 함께 복용할 경우 약물의 흡수가 감소할 수 있다.

   알아두자!

   파킨슨 환자의 단백질 섭취

   ▶ 파킨슨병 환자는 단백질 섭취를 주로 저녁에 하거나 또는 약 복용시간을 피하여 약물 복용 30분 전이나 1시간 후에 소량씩 나누어서 섭취할 수 있다.

3) 식품

   (1) 주의하여야 할 식품

   - 고단백식이

   아하! 그렇군요!

   레보도파가 체내에 흡수되어 작용을 나타내기 위해서는 위장관에서 먼저 흡수되어야 하는데 단백질의 구성성분인 아미노산과 레보도파는 동일한 체내 흡수시스템을 사용하므로 서로 경쟁하게 되고, 레보도파의 작용부위인 뇌로 전달되는 과정에서도 이러한 현상이 나타나서 고단백식이와 함께 복용할 경우 약물의 체내 흡수와 작용부위로의 이동이 불규칙해지고 이는 결과적으로 약효에 영향을 미치게 된다. 따라서 레보도파는 고단백 음식 또는 식사와 함께 복용해서는 안된다.

- 비타민 B6(피리독신, pyridoxine)

> **아하! 그렇군요!**
>
> 비타민 B6는 말초조직에서 레보도파를 분해시켜 뇌로 운반되는 레보도파의 양에 영향을 미침으로써 레보도파의 효과를 떨어뜨릴 수 있다. 따라서 레보도파 복용시 또는 복용 시간 가까이에는 비타민 B6의 섭취를 피한다.

비타민 B6 함유식품

곡류, 콩류(땅콩, 콩), 육류(소, 송아지, 돼지), 간, 달걀, 야채(당근, 감자), 과일(포도, 바나나)

- 고지방 및 고섬유질 식이

> **아하! 그렇군요!**
>
> 지방이나 섬유질이 많은 음식은 위 배출 시간을 느리게 하여 레보도파의 흡수를 감소시키거나 흡수속도를 지연시킬 수 있으므로 레보도파와 동시에 섭취하지 않는다.

- 파킨슨병 치료제 복용시 주의하여야 할 식품들

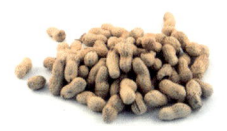

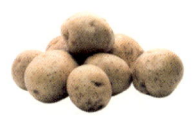
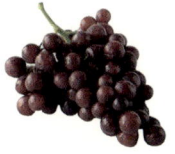

| 땅콩 | 달걀 | 감자 | 포도 |

(2) 추천하고 싶은 식품

- 파킨슨병 치료제 복용시 주의하여야 할 식품을 제외하고 모든 식품을 골고루 균형 있게 섭취한다.

4) 추천식단

파킨슨병 치료제 복용시 추천하고 싶은 식품군으로 2일간의 식단을 구성하였다. 1일과 2일에 제시된 식단은 기호에 따라 두 식단 중 하나를 선택하여 반복 섭취하여도 좋다.

	1일	2일
아침	쌀밥(210g/313kcal) 재첩국(250g/100kcal) 톳나물 (100g/32kcal) 더덕구이(50g/21kcal) 배추김치(40g/15kcal)	쌀밥(210g/313kcal) 황태해장국(300g/130kcal) 메밀묵무침(*도토리묵무침) (100g/52kcal) 애호박나물(50g/42kcal) 총각김치(40g/15kcal)
간식		수박(130g/31kcal)
점심	콩나물밥(+양념장) (830g/540kcal) 시금치된장국(210g/110kcal) 깍두기(40g/15kcal)	멍게비빔밥(*새싹비빔밥) (410g/500kcal) 배추김치(40g/15kcal) 오이사과샐러드(100g/116kcal)
간식	인절미(50g/99kcal)·식혜(100g/85kcal)	오렌지 주스(100g/50kcal)
저녁	잔멸치무밥(+양념장) (830g/440kcal) 버섯전골(300g/130kcal) 돌나물무침(50g/45kcal) 배추김치(40g/15kcal)	쌀밥(210g/313kcal) 꽁치김치찌개(250g/130kcal) 잡채(150g/189kcal) 연근볶음(50g/112kcal) 부추김치(40g/15kcal)
전체 열량	1,960kcal	2,023kcal

* (*)은 대체 음식을 나타낸다.
* 톳이나 야채 등이 나오지 않는 계절에는 제철식품을 사용하여 식단을 작성해도 무방하다.
* 섬유소가 많은 고사리, 우거지, 김, 다시마, 곶감 등은 가능한 제외하도록 한다. 위 배출 시간을 느리게 함으로써 레보도파의 흡수를 감소시키거나 흡수속도를 지연시킨다.
* 기름을 많이 사용하지 않도록 조리하고 육류, 달걀, 생선 등은 단백질이 많으므로 조심해서 사용한다.
* 2,000kcal를 맞추려면 간식을 1회 생략하면 된다(**간식이나 과일의 경우 토마토 등으로 섭취하여도 좋다**).

PART 11 신경계 질환 치료제

21

간질(뇌전증) 치료제

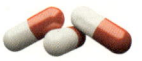

간질(뇌전증)은 대뇌피질에 존재하는 신경세포의 비정상적인 전기 활동 때문에 유발되는 증상으로 특별한 이유 없이 반복적이고 지속적으로 나타나는 만성질환이며, 신경세포의 과도한 전기적 활성이나 정상적으로 신경세포를 억제하는 기능장애는 일시적으로 행동, 의식, 사고, 감정 등에 영향을 주게 된다.

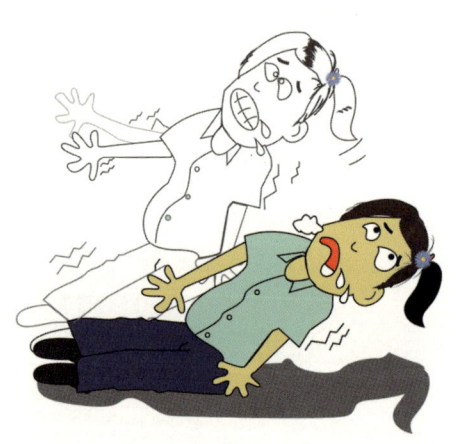

간질(epilepsy, 뇌전증)은 대뇌피질에 존재하는 **신경세포의 비정상적인 전기적 신호 이상**으로 발생하는 증상으로 특별한 이유 없이 반복적이고 지속적으로 나타나는 **만성뇌질환**으로서, 신경세포의 과도한 전기적 활성이나 신경세포를 억제하는 기능장애는 일시적으로 행동, 의식, 사고, 감정 등에 영향을 주게 된다.

간질의 원인으로는 대부분 뇌에 이렇다 할 이상이 관찰되지 않으며 현대에는 치료를 받으면 증세가 호전되는 질병으로 알려져 있다. 약 3분의 1 정도의 사람만이 유전적 소인이 있으며 뇌혈관질환, 뇌손상, 두개골 내 감염, 고열, 뇌종양, 대사성 질환, 과도한 약물 또는 독성물질 등 매우 다양한 소인 등이 있는 만성뇌질환으로서 아직 정확한 원인을 알 수 없으며 **뇌전증**으로도 불리워진다.

간질의 치료는 먼저 **항경련제**를 사용하여 약물치료를 시행하게 되는데 발작의 형태, 중등도(심한 정도), 빈도(횟수) 등에 따라 다양한 약물이 선택된다.

대부분의 증상은 아동기에 나타나며 일부는 60세 이후에도 나타난다. 간질은 발작이 반복적으로 일어나는 증세이며, 일시적인 뇌 기능장애로 발작이 일어나며 갑작스러운 전자기 방출로 인해 뇌의 기능이 충격을 받아 전기적 신호의 정상적인 흐름이 방해를 받는 경우이다. 간질 증세를 보이는 대부분의 사람들은 약물을 적절하게 사용함으로서 일반인과 같이 정상적인 생활을 할 수 있다. 처방된 약을 꾸준히 복용하고 반드시 의사와 상의하여 부작용은 없는지 늘 살펴보아야 한다.

1) 약물명

   대표적인 약물

   - 페노바르비탈(phenobarbital, 페노바르비탈 정),
     카바마제핀(carbamazepine, 테그레톨 정, 테그레톨씨알 정)
     - 아주 흔하게 사용되는 항경련제이다.

2) **복용법**

   (1) 페노바르비탈 복용법
   ▷ 필요할 경우 음식과 함께 복용할 수 있다.
   ▷ 정제를 삼키기가 곤란할 경우에는 부수어서 음식 또는 음료에 섞어서 복용할 수 있다.

   (2) 카바마제핀 복용법
   ▷ 위장장애를 줄이기 위하여 식사와 함께 복용한다.
   ▷ 서방형 제제(테그레톨씨알 정) - 씹거나 자르거나 부수어서 복용하지 말고 통째로 삼켜야 한다.

   아하! 그렇군요!

   정제코팅은 몸에서 흡수되지 않고 변으로 배설되어 눈에 보일 수 있다.

   알아두자!

   페노바르비탈의 부작용

   ▶ 엽산 결핍
   - 페노바르비탈을 장기적으로 사용하게 되면 장에서 엽산의 흡수를 억제하여 엽산 결핍이 초래될 수 있다. 결핍시 잇몸출혈, 혀 연화증, 설사, 망각증, 빈혈, 질병 저항력 강하 등의 결핍증이 생긴다.

> **엽산 함유 식품**
>
> 간, 효모, 푸른 잎채소(시금치, 케일, 파슬리, 꽃양배추), 오렌지 주스

▶ 비타민 D 결핍

- 비타민 D의 대사를 촉진하여 작용을 감소시킨다. 따라서 드물지만 약물에 의한 구루병 또는 골연화증이 나타날 수 있으므로 페노바르비탈을 장기적으로 복용하는 사람은 비타민 D가 많이 함유된 음식을 섭취하는 것이 좋으며, 식이요법으로 부족할 경우에는 비타민 D 보충제를 투여하여야 한다.

> **비타민 D 함유 식품**
>
> 청어, 연어, 정어리, 참치 통조림, 우유, 달걀

3) 식품

(1) 주의하여야 할 식품

① 페노바르비탈 복용시

■ 카페인

> **아하! 그렇군요!**
>
> 페노바르비탈을 수면제로 사용하는 경우에는 중추신경 흥분작용을 가진 카페인에 의해 페노바르비탈의 효과가 감소될 수 있다.

■ 알코올

> **아하! 그렇군요!**
>
> 알코올과 페노바르비탈을 동시에 섭취할 경우 졸음 등의 중추신경계 억제작용이 강화될 수 있다. 또한 알코올은 경련역치를 낮추어 경련발작 조절을 어렵게 만들 수 있으므로 알코올 또는 알코올이 함유된 음료를 금하여야 한다.

- 소변을 산성(또는 알칼리성)으로 만드는 식품*

> **아하! 그렇군요!**
>
> 페노바르비탈은 소변이 산성일 경우에는 배설이 잘 되지 않아 약물의 농도가 높아질 수 있고 그에 따른 부작용이 발생할 수 있다. 반대로 소변이 알칼리성일 경우에는 약물의 배설이 증가하여 약효가 감소될 수 있다. 따라서 페노바르비탈을 복용하는 동안에는 음식을 일정하게 섭취하여야 적절한 약물농도를 유지할 수 있다.

* 소변을 산성으로 만드는 식품(p.111 참조), 소변을 알칼리성으로 만드는 식품(p.125 참조)

② 카바마제핀 복용시

- 자몽주스

> **아하! 그렇군요!**
>
> 자몽주스에는 간에서 카바마제핀을 분해하는 효소를 억제하는 성분이 함유되어 있으므로 약물과 함께 섭취할 경우에는 약물의 농도가 상승하여 과도한 진정 작용을 비롯한 약물 부작용이 유발될 수 있다. 따라서 카바마제핀을 복용하는 동안에는 자몽주스를 피하는 것이 좋으나, 섭취할 경우에는 일정한 양을 규칙적으로 섭취하도록 하여 약물농도가 불규칙하게 변화되는 것을 예방하여야 한다.

- 카페인

> **아하! 그렇군요!**
>
> 카바마제핀은 카페인을 분해하는 효소를 증가시켜 카페인의 작용이 약화될 수 있다. 이러한 상호작용은 카바마제핀 복용을 중단했을 때 카페인의 작용을 증가시킬 수 있다.

- 성요한초(세인트 존스 워트)

> **아하! 그렇군요!**
>
> 성요한초는 카바마제핀을 분해하는 효소를 증가시켜 약효를 감소시킬 수 있다.

■ 간질 치료제 복용시 주의하여야 할 식품들

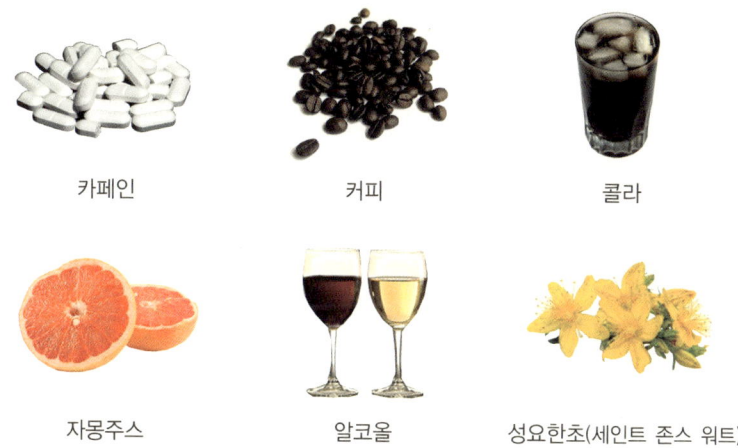

카페인   커피   콜라

자몽주스   알코올   성요한초(세인트 존스 워트)

(2) 추천하고 싶은 식품

■ 간질 치료제 복용시 주의하여야 할 식품을 제외하고 모든 식품을 골고루 균형 있게 섭취한다.

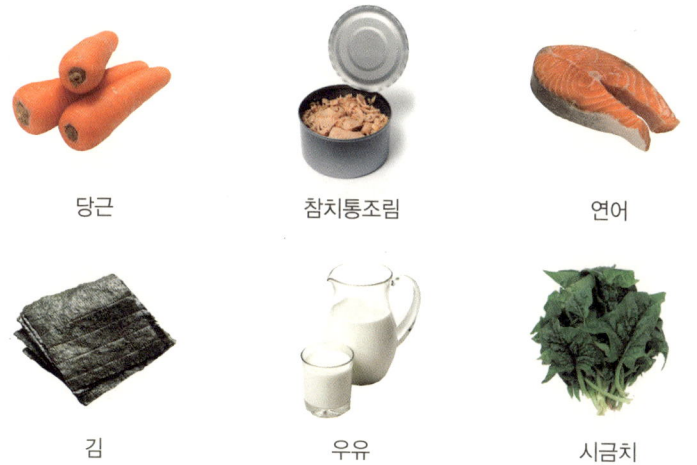

당근   참치통조림   연어

김   우유   시금치

> 알아두자!

페노바르비탈, 카바마제핀과 경구 피임제

▶ 페노바르비탈과 카바마제핀은 경구 피임제의 효과를 감소시킨다!

> 아하! 그렇군요

페노바르비탈과 카바마제핀은 경구 피임제의 성분인 호르몬을 분해시키는 효소를 증가시킴으로써 경구 피임제의 효과를 떨어뜨려 예상치 못한 임신이 일어날 수 있다. 특히 페노바르비탈과 경구 피임제를 함께 사용하다가 임신이 된 경우 이들 약물에 의한 이차성 엽산결핍의 가능성도 높아져 태아에서의 신경관 손상이 일어날 위험성이 높아지게 된다.

따라서 항경련제로 페노바르비탈을 복용하면서 동시에 경구 피임제도 복용하고 있는 사람은 다른 방법의 피임요법을 사용하거나 경구 피임제와 함께 추가적인 보조 피임요법이 필요하게 된다. 또한 페노바르비탈과 카바마제핀의 복용을 중단하더라도 한 달 동안은 이러한 피임방법을 계속 사용하여야 한다.

간질과 케톤 식이요법

▶ 케톤 식이요법이란 고지방, 저탄수화물, 적절한 단백질로 구성된 식이로 소아 환자에서 약물로 발작이 잘 조절되지 않거나 부작용 때문에 여러 가지 약물을 복용할 수 없는 경우 보조요법으로 사용할 수 있다.

우리 몸은 탄수화물을 적게 섭취하게 되면 지방을 대체 에너지원으로 사용하여 지방산과 케톤으로 분해하게 되는데, 이 케톤이 뇌로 가서 경련발작을 억제하는 작용을 나타내는 것으로 알려져 있다.

이러한 케톤 식이요법은 엄격한 식단 및 음식조절이 필요할 뿐 아니라 부작용 또한 나타날 수 있으므로 처음 시행할 때에는 반드시 병원에 입원해서 의료진의 지시와 관찰 하에 실시하여야 한다.

4) 추천식단

간질 치료제 복용시 추천하고 싶은 식품군으로 2일간의 식단을 구성하였다. 1일과 2일에 제시된 식단은 기호에 따라 두 식단 중 하나를 선택하여 반복 섭취하여도 좋다.

	1일	2일
아침	쌀밥(105g/156kcal) 북어국(210g/85kcal) 새우튀김(50g/46kcal) 부추전(180g/158kcal) 배추김치(40g/15kcal)	콩밥(210g/300kcal) 도가니탕(300g/284kcal) 주꾸미무침(50g/114kcal) 김구이(2.2g/3kcal) 배추김치(40g/15kcal)
간식	수정과(238g/125kcal)	·
점심	볶음밥(300g/461kcal) 근대된장국(250g/35kcal) 가지무침(50g/19kcal) 버섯잡채(150g/189kcal) 깍두기(40g/15kcal)	잡채밥 (380g/447kcal) 두부된장국 (210g/110kcal) 총각김치(40g/15kcal)
간식	찐 감자(130g/109kcal)	고구마맛탕(135g/266kcal)
저녁	쌀밥(105g/156kcal) 쑥된장국(250g/53kcal) 두릅무침(100g/54kcal) 숙주나물 (50g/15kcal) 배추김치(40g/15kcal)	잡곡밥(105g/150kcal) 해물된장찌개(210g/110kcal) 무생채(50g/55kcal) 표고버섯나물(50g/15kcal) 더덕구이(50g/21kcal) 배추김치(40g/15kcal)
전체 열량	1,706kcal	1,920kcal

스트레스(stress)와 질병

현대인들은 너무 바쁘고 복잡하게 살고 있으므로 자칫 건강을 해치기 쉽다. 그리고 건강을 해치는 모든 질병의 근원에는 '스트레스'가 있다.

1930년대 캐나다의 내분비학자 셀리(Selye)는 물리학적으로 '팽팽히 죄다, 긴장'의 뜻을 가진 라틴어 'stringer'로 부터 시작된 '스트레스(stress)'란 용어를 최초로 의학에 접목시켰다.

모든 스트레스는 너무 오래 지속되거나 그 강도가 너무 높을 때 각종 질병의 원인이 된다고 하였다. 특히 신경계 질환에서 보이는 여러 가지 증세는 스트레스를 받으면 더욱 상승하게 된다. 운동장애, 파킨슨병, 감각의 이상, 미각·후각 등의 장애, 간질 및 경련성 질환, 피로감, 불안 및 우울증, 노화의 발전양상 등이 이 범주에 포함된다.

특히 스트레스를 받으면 면역체계가 약화되어 감기, 염증, 포진 등이 쉽게 발병하는데, 이는 '당질코르티코이드'라는 호르몬이 뇌에서 많이 분비되어 인체의 면역체계를 둔화시키기 때문이라고 알려져 있다. 이런 스트레스로부터 여러 가지 질병이 생긴다.

따라서 심리적, 생활습관적으로 그 원인을 제거하기 위해 노력해야 하며, 항상 긍정적으로 사고하고 균형 있는 식생활을 하면서 규칙적인 건강관리를 하므로서 자신의 삶을 윤택하게 함이 중요하다.

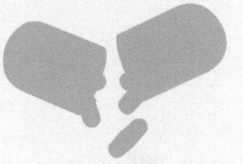

PART 12

정신계 질환 치료제

PART 12 정신계 질환 치료제

22

불안증 치료제

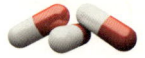

불안증은 보통 개인의 안전을 위협하는 위험에 대하여
두려움 또는 고통스럽고 불쾌한 감정을 느끼는
정서적 상태를 말한다.

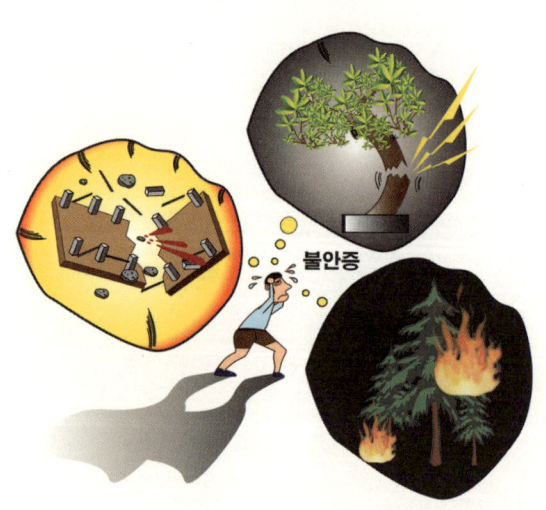

불안이란 보통 개인의 안전을 위협하는 위험에 대하여 두려움 또는 고통스럽고 불쾌한 감정을 느끼는 정서적 상태를 말한다.

일반적으로 거의 모든 사람들은 위협적이거나 스트레스 상황에서 어느 정도의 불안감을 느끼게 되고 이로써 위험에 대비하여 미리 준비를 하거나 이에 적절하게 반응하게 됨으로써 부정적인 결과가 초래되는 것을 미연에 방지할 수 있다.

따라서 불안감은 일종의 환경 적응반응이라고도 할 수 있으며, 대부분이 일시적인 현상으로 나타나게 된다. 하지만, 이러한 상태가 심해지거나 계속적으로 지속되어 **정신적 증상**(예, 안절부절, 짜증, 예민해짐)을 비롯하여 **신체적 증상**(예, 심장이 빨리 뜀, 소화불량, 숨이 가쁨, 손에 땀이 나고 떨리는 증상 등)이 나타나게 되면 이를 '불안장애'라고 한다.

불안장애의 종류에는 **범불안장애, 공황장애, 사회공포증, 강박장애, 외상 후 스트레스 장애** 등이 있다. 불안장애의 치료에는 장애의 종류에 따라 치료법이 약간씩 다를 수 있지만 일반적으로 비약물요법(인지-행동요법)과 약물요법이 사용된다.

이 중 약물요법으로 많이 사용하고 있는 약물이 **벤조디아제핀** 계열의 약물인데 이들 약물들은 아주 효과적이며, 안전하고, 특히 급성 불안 증세에 효과가 빨리 나타나는 장점이 있다. 이 외에도 만성 불안장애 치료에는 일부 우울증 치료제도 사용할 수 있다.

1) 약물명

   많이 사용되는 벤조디아제핀계 약물

   - 디아제팜(diazepam, 바리움 정)
   - 로라제팜(lorazepam, 아티반 정)
   - 트리아졸람(triazolam, 할시온 정)
   - 알프라졸람(alprazolam, 자낙스 정)

2) 복용법

   벤조디아제핀계 복용법

   ▷ 비 알코올성 음료와 함께 식사와 상관없이 복용 가능하다.

   알아두자!

   경구용 피임제

   ▶ 경구용 피임제는 특정 벤조디아제핀의 분해를 억제함으로써 중추신경계 억제작용을 강화시킬 수 있다.

3) 식품

   (1) 주의하여야 할 식품 및 생활습관

   - 자몽주스

   아하! 그렇군요!

   자몽주스에는 간에서 벤조디아제핀을 분해시키는 효소를 억제하는 작용이 있어 함께 섭취할 경우 디아제팜의 최고 혈중농도가 1.5배 정도 상승하여 중추억제 작용이 강화될 수 있다.

■ 성요한초(세인트 존스 워트)

아하! 그렇군요!

　간에서 약물을 분해시키는 효소를 증가시킴으로써 벤조디아제핀의 작용이 감소할 수 있다.

■ 알코올

아하! 그렇군요!

　벤조디아제핀과 알코올을 함께 섭취할 경우 졸음, 진정 등을 비롯하여 판단력 저하, 주의집중력 저하, 반응시간 지연, 조정능력 상실 등의 중추억제 작용이 강화될 수 있으며, 심할 경우에는 호흡억제 등으로 급사를 일으킬 수도 있으므로 알코올은 절대 삼가야 한다.

■ 흡연

아하! 그렇군요!

　담배에는 간에서 약물분해효소를 유도하는 다환성 방향족 탄화수소가 함유되어 있다. 따라서 흡연은 벤조디아제핀의 분해를 촉진하여 약효를 감소시킬 수 있다. 그런데 만약 흡연을 하던 사람이 갑자기 담배를 끊게 되면 디아제팜의 분해효소가 감소하게 되고 이는 디아제팜의 혈중농도를 증가시킬 수 있다.

■ 불안증 치료제 복용시 주의하여야 할 식품 및 생활습관

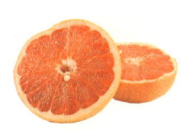
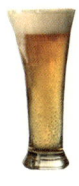
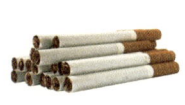
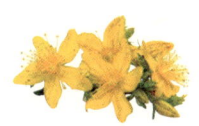

자몽주스　　　알코올　　　흡연　　　성요한초

(2) 추천하고 싶은 식품

■ 불안증 치료제 복용시 주의하여야 할 식품을 제외하고 모든 식품을 골고루 균형 있게 섭취한다.

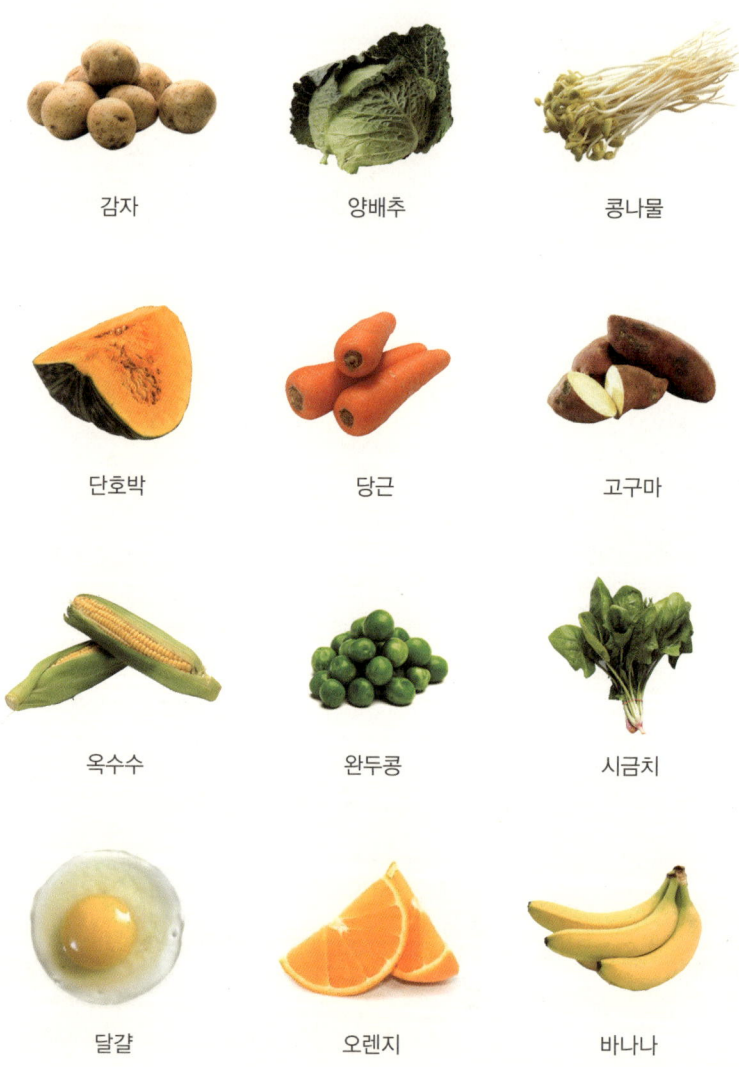

4) 추천식단

불안증 치료제 복용시 추천하고 싶은 식품군으로 2일간의 식단을 구성하였다. 1일과 2일에 제시된 식단은 기호에 따라 두 식단 중 하나를 선택하여 반복 섭취하여도 좋다.

	1일	2일
아침	쌀밥(210g/313kcal) 감자국(210g/115kcal) 황태구이(100g/124kcal) 쑥갓나물(30g/40kcal) 배추김치(40g/15kcal)	쌀밥(210g/313kcal) 두부젓국찌개(300g/180kcal) 단호박찜(60g/16kcal) 새송이볶음(50g/35kcal) 고들빼기김치(100g/40kcal)
간식	오렌지(100g/50kcal)	찐 고구마(100g/175kcal)
점심	쌀밥(210g/313kcal) 만두국(200g/282kcal) 양배추찜/쌈장(50g/80kcal) 콩나물무침(50g/25kcal) 배추김치(40g/15kcal)	잔치국수(550g/420kcal) 잔멸치꽈리조림(50g/35kcal) 당근브로콜리볶음(100g/43kcal) 깍두기(40g/15kcal)
간식	바나나(100g/50kcal)·요구르트(65g/45kcal)	찐 옥수수(50g/53kcal)
저녁	쌀밥(210g/313kcal) 참치김치찌개(250g/150kcal) 취나물된장무침(50g/15kcal) 상추겉절이(40g/15kcal) 돈육장조림(100g/105kcal)	완두콩밥(210g/300kcal) 시금치된장국(250g/35kcal) 오리불고기(100g/190kcal) 무생채(50g/31kcal) 달걀찜(90g/50kcal) 배추김치(40g/15kcal)
전체 열량	2,065kcal	1,946kcal

PART 12 정신계 질환 치료제
23
조울증 치료제

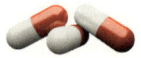

조울증은 지나치게 기분이 들뜨고 좋아지면서 에너지가 비정상적으로 넘치는 조증(mania)과 반대로 기분이 가라앉는 우울증(depression)의 양 극단 사이에서 기분이 변화하는 증상이다.

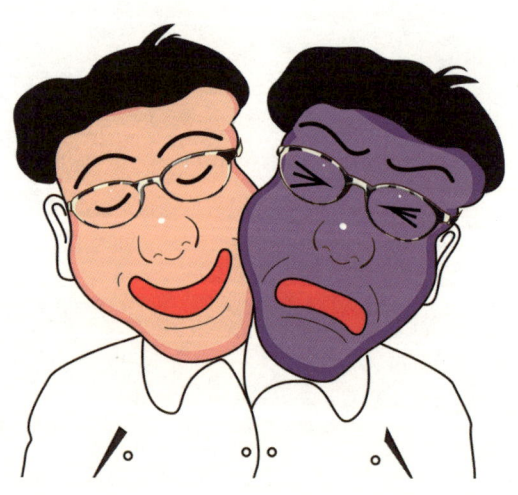

조울증이란 지나치게 기분이 들뜨고 좋아지면서 에너지가 비정상적으로 넘치는 **조증(mania)**과 반대로 기분이 가라앉는 **우울증(depression)**의 양 극단 사이에서 기분이 변화하는 것으로 정신과에서는 **양극성 장애(bipolar disorder)**라고 한다.

이 조울증은 주로 사춘기나 초기 청년기에 우울증으로 처음 시작되며 사람에 따라 다르지만 몇 년 후까지도 우울증만 나타날 수 있다. 그러다가 조증과 우울증이 주기적으로 나타나며 그 정도는 다양하다. 조울증 환자는 자살충동을 심하게 느끼며 그 확률도 높은 편이다.

이러한 조울증의 증상은 조증과 우울증이 번갈아 주기적(수시간, 수주, 수개월)으로 나타나기도 하며 동시에 혼합되어 나타나기도 하는 등 다양한 임상양상을 보인다. 조울증 환자들은 늘 우울하다가 기분이 들뜬 상태의 조증으로 옮겨다니며 양극에 해당되는 이 감정과 감정 사이에는 비교적 정상적인 감정을 표출하기도 한다. 이 점은 우울증 환자와 구별되는 점이다.

조울증은 유전적인 영향이 강하며 그 외에도 가정불화 등 환경적인 요인에 의해서도 발생할 수 있다. 하지만 조울증은 잘 치료할 경우 가장 잘 완치될 수 있는 정신질환 중의 하나이다.

보통 **정신요법(psychotherapy)**과 **약물요법(medicinal therapy)**이 사용된다.

1) 약물명

   대표적인 약물

   - 리튬(lithium, 탄산리튬 정)
     - 조증과 우울증을 함께 가지고 있는 환자에게 아주 효과적으로 사용될 수 있으며 '기분 안정제(mood stabilizer)'라고 불린다. 하지만 리튬은 혈중농도에 따라 부작용과 독성이 쉽게 나타나므로 혈중 리튬 농도를 주의 깊게 관찰하여야 한다.

2) 복용법

   리튬 복용법

   ▷ 음식물과 함께 복용하면 메스꺼움 등의 위장장애를 줄일 수 있다.
   ▷ 서방형 제제 – 반으로 자르거나, 씹거나 부수어서는 안 된다.

3) 식품

   (1) 주의하여야 할 식품

   - 카페인

   아하! 그렇군요!

   카페인은 리튬의 혈중농도를 낮추는 작용이 있다. 따라서 다량의 카페인을 섭취하던 사람이 카페인을 끊게 되면 리튬의 농도가 상승하여 부작용이 증가할 수 있다. 따라서 리튬을 복용하는 사람은 카페인이 함유되어 있는 식품이나 음료를 피하는 것이 좋다.

- 중조

> **아하! 그렇군요!**
>
> 소변을 알칼리성으로 만들어 리튬의 신장배설을 증가시킬 뿐 아니라, 몸 안의 나트륨양도 많아지게 되어 리튬 배설이 증가되고 약물의 농도가 감소하게 된다.

- 저염식(또는 고염식)

> **아하! 그렇군요!**
>
> 리튬은 신장에서 소변으로 배설되는데 나트륨이 적을 경우 리튬배설이 감소하고 신장에서 다시 혈액으로 재흡수되는 양이 많아져 혈액 중의 약물농도가 높아지고 부작용이 나타날 수 있다. 고염식의 경우에는 반대로 약물의 배설을 촉진시켜 약효가 감소할 수 있다.

- 성요한초(세인트 존스 워트)

> **아하! 그렇군요!**
>
> 성요한초는 우울증 치료제인 플루옥세틴과 유사한 작용을 가지고 있는데, 플루옥세틴은 리튬과 함께 복용했을 때 신경독성을 유발했다는 몇 건의 보고가 있다. 따라서 리튬을 복용하는 환자는 성요한초의 복용을 피하는 것이 좋다.

- SAM-e(S-adenosyl-L-methionine)

> **아하! 그렇군요!**
>
> SAM-e는 우울증 또는 골관절염으로 인한 통증 완화 등의 목적으로 건강기능식품으로 시판되고 있는 제품이다. SAM-e의 작용기전은 정확하게 알려지지는 않았지만 도파민과 세로토닌의 신경계를 활성화시킴으로써 우울증상을 완화시키며, 항산화작용을 가지고 있는 것으로 알려져 있다. 하지만 조울증이 있는 사람이 리튬과 함께 복용하게 되면 조증(mania)을 악화시키거나, 리튬의 부작용을 증가시킬 수 있으므로 함께 복용해서는 안 된다.

> **알아두자!**
>
> 소변을 알칼리성으로 만드는 식품(p.125 참조)
> - ▶ 아몬드
> - ▶ 탈지유(버터밀크)
> - ▶ 밤, 코코넛
> - ▶ 크림
> - ▶ 과일(크랜베리, 자두 제외)
> - ▶ 우유, 요거트
> - ▶ 채소(옥수수, 렌즈콩(lentils) 제외)

■ 조울증 치료제 복용시 주의하여야 할 식품들

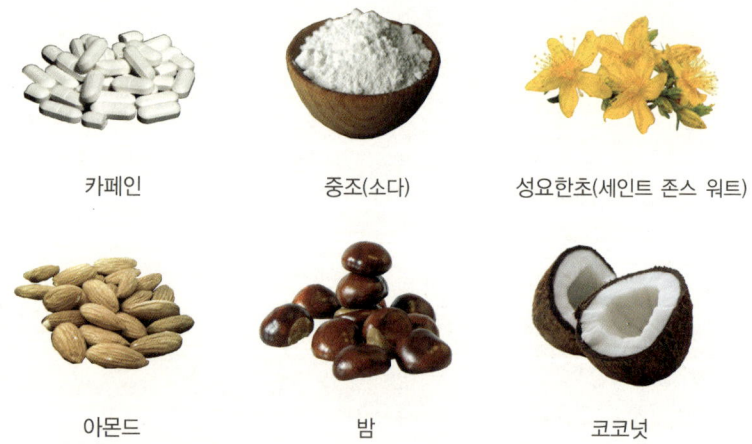

| 카페인 | 중조(소다) | 성요한초(세인트 존스 워트) |
| 아몬드 | 밤 | 코코넛 |

(2) 추천하고 싶은 식품

■ 조울증 치료제 복용시 주의하여야 할 식품을 제외하고 모든 식품을 골고루 균형 있게 섭취한다.

4) 추천식단

조울증 치료제 복용시 추천하고 싶은 식품군으로 2일간의 식단을 구성하였다. 1일과 2일에 제시된 식단은 기호에 따라 두 식단 중 하나를 선택하여 반복 섭취하여도 좋다.

	1일	2일
아침	쌀밥(210g/313kcal) 청국장찌개(250g/116kcal) 버섯양파볶음(50g/101kcal) 무말랭이무침(50g/95kcal) 배추김치(40g/15kcal)	현미밥(210g/300kcal) 김치콩나물국(250g/34kcal) 고등어구이(80g/87kcal) 파래무침(30g/43kcal) 오이부추김치(40g/15kcal)
간식	자두(50g/34kcal)	떡류(50g/99kcal)
점심	소고기덮밥(500g/447kcal) 우거지국(250g/30kcal) 고추장아찌(10g/5kcal) 깍두기(40g/15kcal)	콩밥(210g/300kcal) 된장국(250g/110kcal) 오리버섯불고기(150g/230kcal) 마늘장아찌(15g/5kcal) 미역초무침(100g/33kcal)
간식	찐 고구마(100g/175kcal)	찐 옥수수(50g/53kcal)
저녁	율무밥(210g/300kcal) 꽃게탕(300g/98kcal) 멸치볶음(30g/30kcal) 브로콜리(30g/8kcal) 소고기장조림(100g/105kcal) 배추김치(40g/15kcal)	수수밥(210g/300kcal) 육개장(300g/210kcal) 다시마튀각(50g/68kcal) 메추리알우엉조림(50g/63kcal) 총각김치(40g/15kcal)
전체 열량	1,902kcal	1,965kcal

＊ 차로 커피나 녹차는 피하는 것이 좋다.

PART 12 정신계 질환 치료제

24

우울증 치료제

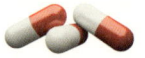

우울증은 인간의 감정조절과 관련된 기분장애로 무기력감을 비롯하여 자존감이 저하되고, 이전에 즐기던 것들에 대한 관심이나 기쁨을 느끼지 못할 뿐 아니라, 이유 없이 죄책감을 느끼기도 하며, 식욕부진, 수면장애, 사고력 및 주의집중력 장애 등을 유발한다.

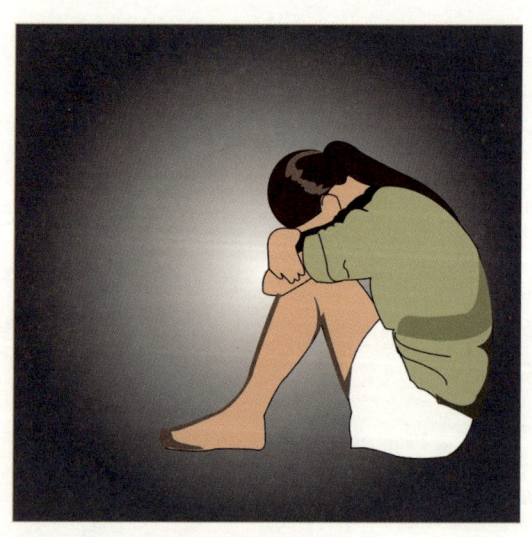

우울증은 인간의 감정조절과 관련된 **기분장애(mood disorder)**로 우울증을 앓고 있는 사람은 무기력감을 비롯하여 자존감이 저하되고, 이전에 즐기던 것들에 대한 관심이나 기쁨을 느끼지 못할 뿐 아니라, 이유 없이 죄책감을 느끼기도 하며, 식욕부진, 수면장애, 사고력 및 주의집중력 장애 등을 유발하는데 이는 본인 뿐만이 아니라 가족이나 주위 사람과의 관계, 직장 및 사회생활 또는 학교생활 등에 부정적인 영향을 미치게 된다.

일생 동안 우울증이 발생할 확률은 약 15~20%에 이른다고 보고되어 있으며 **여성에서의 발병률이 남성보다 1.7~2.7배 정도 높은 것으로 알려져 있다.** 우울증은 어떤 연령에서든 나타날 수 있으나 일반적으로 **18세부터 29세까지가 가장 발병률**이 높게 나타난다. 이러한 우울증 발병률은 전 세계적으로 계속 증가 추세에 있으며 발병 연령도 점점 낮아지는 경향이 있다.

더구나 우울증은 이 질환에 대한 사회의 부정적인 인식이나 태도 때문에 증상을 숨기고 치료받지 않으려는 경향이 있어 환자 개인 뿐 아니라 사회전반에 걸친 커다란 손실로 이어질 수 있으므로 우울증에 대한 올바른 인식과 경각심이 필요하다.

우울증을 유발시키는 원인으로는 생물학적, 사회학적, 병리학적, 심리학적 등의 다양한 요인들이 복합적으로 작용하는데, 특히 **우울증과 뇌의 신경전달물질인 노르에피네프린, 세로토닌, 도파민 감소와의 상관성**이 밝혀지면서 우울증을 치료하기 위하여 이러한 신경전달물질의 작용을 조절하는 다양한 약물들을 개발, 사용하게 되었다.

최근에는 종래 사용되던 우울증 치료제에 비해 효과적이면서 부작용이 적은 'SSRI(selective serotonin reuptake inhibitor)'라고 불리는 **'선택적 세로토닌 재흡수 억제제'**가 많이 개발되어 우울증의 일차 치료약물로 사용되고 있다.

1) 약물명

많이 사용되는 선택적 세로토닌 재흡수 억제제(SSRI)

- 파록세틴(paroxetine, 세로자트 정, 팍실CR 정)
- 플루옥세틴(fluoxetine, 푸로작 캅셀)
- 시탈로프람(citalopram, 시탈로프람 정)
- 에스시탈로프람(escitalopram, 렉사프로 정)
- 플루복사민(fluvoxamine, 듀미록스 정)
- 설트랄린(sertraline, 졸로푸트 정)

2) 복용법

선택적 세로토닌 재흡수 억제제 복용법

▷ 식사와 상관없이 복용 가능

> **알아두자!**
>
> 선택적 세로토닌 재흡수 억제제와 해열 진통 소염제(pp.107~110 참조)
>
> ▶ 선택적 세로토닌 재흡수 억제제는 혈소판의 세로토닌을 고갈시킴으로써 혈소판이 응집되는 것을 억제하여 혈액을 묽게 한다.
> 비스테로이드성 소염제 역시 혈소판 응집을 억제하는 기능이 있으므로 두 가지 약물을 함께 복용하면 출혈의 위험이 커지고 위장관 부작용이 증가하므로 피하는 것이 좋으며, 만일 함께 복용하여야 하는 경우에는 이상출혈(p. 46 '와파린을 복용하는 동안 이런 증상이 나타나면 의료진에게 알리세요!' 참조)의 증상을 잘 관찰하여야 한다.

3) 식품

(1) 주의하여야 할 식품 및 생활습관

■ 알코올

> **아하! 그렇군요!**
>
> 알코올에 의한 중추신경억제 효과가 상승될 수 있다.

■ 성요한초(세인트 존스 워트)

> **아하! 그렇군요!**
>
> 파록세틴 또는 설트랄린과 함께 섭취할 경우 수면진정효과가 상승될 수 있다.

- 흡연

> **아하! 그렇군요!**
>
> 흡연은 약물(예, 플루복사민)의 분해를 증가시켜 약효를 떨어뜨릴 수 있다.

- 카페인
  - 플루복사민은 카페인의 영향을 많이 받으므로 피해야 한다.

- 엘-트립토판(L-tryptophan)[1]

> **아하! 그렇군요!**
>
> 세로토닌 증후군을 유발할 수 있다.

---

1 엘-트립토판(L-tryptophan)이란?

엘-트립토판은 단백질의 기본 구성성분인 아미노산 중의 하나로 식물성 및 동물성 단백질에 존재한다. 우리 몸은 엘-트립토판을 만들 수 없으므로 외부에서 음식물 또는 식사를 통해 얻어야 하기 때문에 '필수' 아미노산이라고 부른다. 엘-트립토판은 생체 내에서 중요한 기능을 하는데 세로토닌, 멜라토닌, 니아신이라는 신경전달물질을 만드는데 전구물질로 사용된다. 이 중에서 특히 세로토닌은 기분 및 정서변화, 수면, 식욕, 충동조절, 인지기능, 학습과 기억 등과 같은 중추신경계의 기능조절을 비롯하여 위장관 및 혈소판의 기능에 중요한 역할을 하는 신경전달물질이다.

> 알아두자!

세로토닌 증후군(serotonin syndrome)이란?

▶ 우리 몸에 세로토닌이 과도하게 존재할 때 나타나는 증상으로 세로토닌에 의해 발생하는 치명적인 세로토닌 독성증상이라고 할 수 있다.
중추신경계 독성으로는 두통, 발한, 어지러움, 공격성, 신경과민, 안절부절 못하게 됨, 혼수 등이 나타나고 말초증상으로는 구역, 구토, 설사 등을 비롯한 위장장애, 심계항진, 혈압상승, 체온상승, 경련발작 등이 나타난다.
이러한 세로토닌 증후군은 세로토닌의 작용을 강화시키거나 체내농도를 높이는 약물들을 함께 복용하였을 경우 가장 흔하게 발생하는데, 예를 들어 우울증 치료제로 세로토닌의 작용을 강화시키는 세로토닌 재흡수 억제제를 복용하면서 이와 유사한 작용을 하는 트립토판, 암페타민, 정신자극제, 또는 다른 항우울제를 함께 복용할 경우 나타날 수 있다.

> 트립토판 함유식품

초콜릿, 우유 및 유제품(우유, 요거트, 치즈), 생선, 육류 및 가금류(닭, 칠면조), 참깨, 완두콩, 해바라기씨, 호박씨, 옥수수, 땅콩, 대추 등

> 아하! 그렇군요

일반적으로 식품에 존재하는 트립토판의 섭취는 별 문제가 되지 않으나, 시중에서 기분 전환, 우울증, 수면보조제 등의 목적으로 건강기능식품으로 판매되고 있는 트립토판 보충제는 주의하여야 한다.

■ 우울증 치료제 복용시 주의하여야 할 식품들

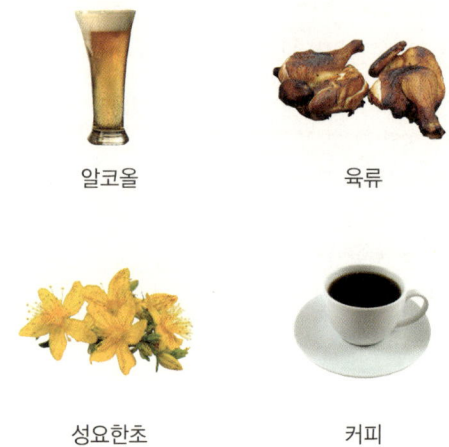

알코올　　　육류

성요한초　　　커피

(2) 추천하고 싶은 식품

■ 우울증 치료제 복용시 주의하여야 할 식품을 제외하고 모든 식품을 골고루 균형 있게 섭취한다.

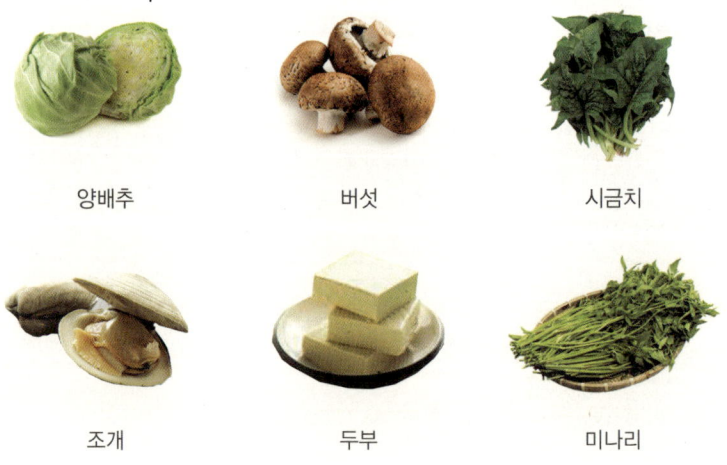

양배추　　　버섯　　　시금치

조개　　　두부　　　미나리

4) 추천식단

우울증 치료제 복용시 추천하고 싶은 식품군으로 2일간의 식단을 구성하였다. 1일과 2일에 제시된 식단은 기호에 따라 두 식단 중 하나를 선택하여 반복 섭취하여도 좋다.

	1일	2일
아침	찰밥(210g/300kcal) 조개미역국(250g/60kcal) 두부조림(80g/89kcal) 시금치나물(50g/41kcal) 배추김치(40g/15kcal)	쌀밥(210g/313kcal) 시래기된장국(250g/38kcal) 깻잎장아찌(50g/6kcal) 양배추찜/쌈장(50g/80kcal) 무김치(40g/15kcal)
간식	찐 고구마(100g/175kcal)	방울토마토(50g/7kcal)
점심	쌀밥(210g/313kcal) 아욱된장국(210g/110kcal) 주꾸미제육볶음(200g/210kcal) 쑥갓나물(30g/40kcal) 깻잎김치(40g/15kcal)	콩밥(210g/300kcal) 비지찌개(210g/170kcal) 우엉잡채(150g/189kcal) 미나리생채(30g/24kcal) 굴깍두기(40g/15kcal)
간식	사과(200g/100kcal)	식혜(100g/85kcal)
저녁	보리밥(210g/300kcal) 버섯전골(300g/113kcal) 새우튀김(80g/130kcal) 파래무침(30g/43kcal) 열무김치(40g/15kcal)	쌀밥(210g/313kcal) 추어탕(300g/94kcal) 마파두부(100g/144kcal) 연근조림(120g/60kcal) 고들빼기김치(40g/15kcal)
전체 열량	2,069kcal	1,868kcal

PART 12 정신계 질환 치료제

25

수면제

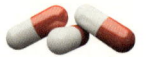

불면증이 장기간 지속되면 다음 날 피로 및 졸음을 느끼게 되고
집중력이 저하되는 등 사회생활의 장애까지 유발할 수 있으므로
수면제의 도움이 필요하다.
일반적으로 이와 같은 불면증이 1개월 이상 지속될 때 '만성불면증'이라고 한다.

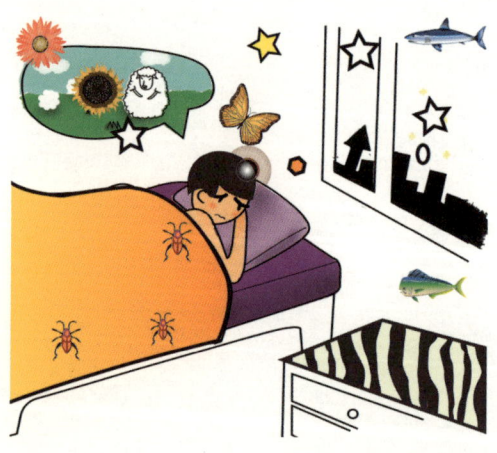

현대인들은 복잡해지고 경쟁이 치열해진 사회 환경 속에서 과도한 육체적, 정신적 스트레스에 시달리고 있으며 이로 인해 우울증을 비롯한 다양한 정신질환 뿐 아니라 불면증에 시달리는 경우가 많아지게 되었다.

불면증이 있는 사람들은 주로 잠을 들기가 어렵다거나 수면 중에 자주 깸으로써 숙면을 취하기가 어려움 등을 호소한다. 많은 사람들이 일생 중 일시적인 불면증을 한두 번쯤 경험할 수는 있으나 어떤 사람들에서는 이러한 불면증이 장기간 지속됨으로써 다음 날 피로 및 졸음을 느끼게 되고 집중력이 저하되는 등 사회생활의 장애까지 유발할 수 있는데 일반적으로 이러한 불면증이 1개월 이상 지속될 때 만성 불면증이라고 한다.

불면증을 유발하는 원인은 매우 다양해서 **스트레스**를 비롯하여 심장, 호흡기계, 내분비계 등의 다양한 질환이나 **우울증, 불안 등**의 **정신질환 등**에 의해 발생할 수 있으며 항경련제, 스테로이드제, 선택적 **세로토닌 재흡수 억제제**(p.218 참조) 등과 같은 약물에 의해서도 나타날 수 있다.

이러한 불면증을 치료하기 위해 일반적으로 사용되는 약물로는 **벤조디아제핀** 계열의 약물(p.206 참조)이 가장 많이 사용되고 있으며, 최근에는 **졸피뎀**과 같은 **비벤조디아제핀계**(nonbenzodiazepine)의 수면제가 개발되어 사용되고 있는데, 이 약물은 수면유도효과가 빠르고 작용지속시간이 정상 수면시간인 6~8시간과 비슷해서 약물복용 다음 날 발생하는 졸음 등의 부작용이 적은 것이 특징이다.

이렇듯 수면제는 야근 등의 불규칙한 근무시간, 여행 후 발생하는 시차 부적응 등의 일시적인 수면장애의 경우 유용하게 사용될 수 있으며, 적절하게 사용할 경우 만성적으로 불면증에 시달리는 사람들에게도 도움이 될 수 있지만, 무분별하게 수면제를 오남용할 경우 약물에 의한 폐해도 적지 않다.

아주 최근에는 수면제를 이틀에 한 번 꼴로 복용한 사람들에서 그렇지 않은 사람들에 비해 사망률이 4~5배나 증가했으며 암 발생률도 35% 정도 높았다는 연구결과가 보고되어 무분별한 수면제의 사용에 주의를 환기시키고 있다. 따라서 무엇보다도 불면증의 치료를 위해서는 정확한 원인을 파악하고 생활습관을 교정하는 등의 노력이 필요하다고 할 수 있다.

1) 약물명

대표적인 약물

- 졸피뎀(zolpidem, 스틸녹스 정, 스틸녹스CR 정)

2) 복용법

졸피뎀 복용법

▷ 잠자리에 들기 직전에 복용하며 7~8시간 정도 수면을 취할 수 있는 상황에서만 복용한다.
▷ 공복에 복용한다.

> **아하! 그렇군요!**
>
> 수면제를 음식과 함께 복용하게 되면 약물의 최고 혈중농도를 낮출 뿐만 아니라 이에 도달하는 시간도 늦추므로 빠른 수면유도 작용을 원한다면 음식물과 함께 복용하거나 또는 식사 직후에는 복용하지 않는 것이 좋다.

▷ 졸피뎀 정제는 부수거나, 씹거나 자르지 않는다.

> **알아두자!**
>
> 졸피뎀과 '수면운전'
>
> ▶ 졸피뎀을 복용하는 사람 중에서 아주 드물게 약물복용 후에 잠자리에서 일어나 완전히 의식이 깨지 않은 상태에서 운전을 하고, 그러한 행동을 기억하지 못하는 사례들이 보고된 바 있다. 특히 이러한 증상은 졸피뎀과 함께 알코올 또는 중추신경억제 작용이 있는 다른 약물을 복용했을 때 잘 일어나는데, 수면운전 이외에도 요리를 해서 음식을 먹는다든가, 전화를 한다던가 하는 이상행동이 발생한 경우가 있다.

3) 식품

(1) 주의하여야 할 식품

■ 알코올

> **아하! 그렇군요!**
>
> 알코올과 수면제 모두 중추신경계 억제작용을 가지고 있어 이러한 작용이 강화될 수 있다.

■ 카페인

카페인 함유 음료 등

■ 수면제 복용시 주의하여야 할 식품들

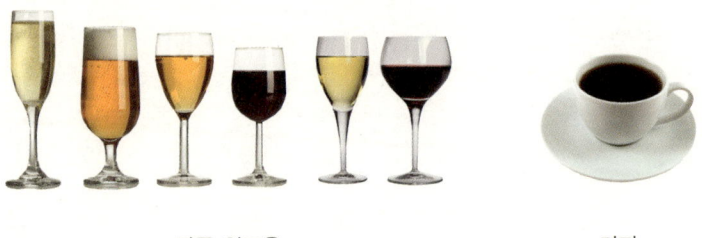

각종 알코올　　　　　　커피

(2) 추천하고 싶은 식품

■ 수면제 복용시 주의하여야 할 식품을 제외하고 모든 식품을 골고루 균형 있게 섭취한다.

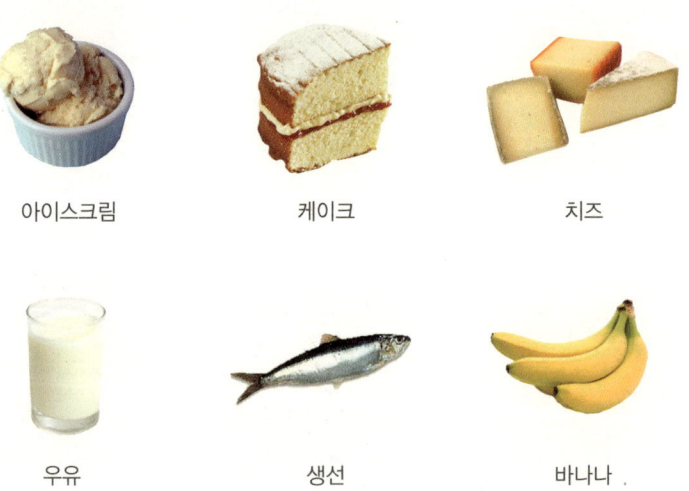

아이스크림　　　케이크　　　치즈

우유　　　생선　　　바나나

4) 추천식단

수면제 복용시 추천하고 싶은 식품군으로 2일간의 식단을 구성하였다. 1일과 2일에 제시된 식단은 기호에 따라 두 식단 중 하나를 선택하여 반복 섭취하여도 좋다.

	1일	2일
아침	밤밥(210g/300kcal) 두부완자탕(210g/160kcal) 고추지무침(50g/32kcal) 조기구이(100g/124kcal) 배추김치(40g/15kcal)	현미밥(210g/300kcal) 홍합무국(260g/61kcal) 검정콩자반(15g/38kcal) 머위들깨볶음(50g/35kcal) 포기김치(40g/15kcal)
간식	우유(200g/125kcal)	아이스크림(300g/56kcal)
점심	보리밥(210g/300kcal) 순두부찌개(250g/120kcal) 오징어미나리회무침(50g/114kcal) 감자조림(50g/39kcal) 오이소박이(35g/6kcal)	김치콩나물밥(830g/540kcal) 시금치조개국(250g/100kcal) 닭갈비(150g/194kcal) 나박김치 (60g/15kcal)
간식	떡(50g/99kcal)	바나나(100g/50kcal)
저녁	고구마밥(210g/280kcal) 돼지고기김치찌개(250g/180kcal) 마른새우피망볶음(25g/18kcal) 두부조림(80g/89kcal) 마늘양파장아찌(15g/5kcal)	쌀밥(210g/313kcal) 고등어조림(100g/234kcal) 상추(15g/5kcal) 감자치즈구이(80g/231kcal) 고구마줄기김치(50g/15kcal)
전체 열량	2,006kcal	2,202kcal

* **색인** 약물명 색인
* **부록 1** 한국인 영양섭취기준-다량영양소
  부록 2 식품군별 대표식품의 1인 1회 분량

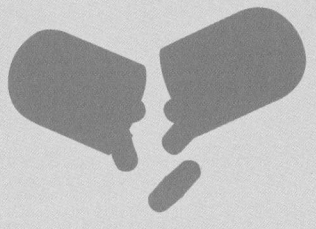

BONUS PART

색인과 부록

약물명 색인

A

acarbose 아카보스(글루코바이 정)	62
acetaminophen 아세트아미노펜(타이레놀 정)	108
alendronate 알렌드로네이트(포사맥스 정)	78
allopurinol 알로푸리놀(알로푸리놀 정)	122
alprazolam 알프라졸람(자낙스 정)	206
aluminum hydroxide 수산화알루미늄(암포젤 정)	160
amlodipine 암로디핀(노바스크 정)	33
amoxicillin 아목시실린(아목시실린 캡셀)	130
ampicillin 암피실린(앰씰린 캡셀)	130
aspirin 아스피린(아스피린 정)	108
atenolol 아테놀올(테놀민 정)	32
atorvastatin 아토르바스타틴(리피토 정)	21
azelastine 아젤레스틴(아젭틴 정)	176
azithromycin 아지스로마이신(지스로맥스 정)	130

B

bisacodyl 비사코딜(둘코락스 정)	168
brompheniramine 브롬페니라민(베아코프 정(복합제))	176
bumetanide 부메타니드(부리넥스 정)	33

C

calcium acetate 초산칼슘(포슬로 정)	86
calcium carbonate 탄산칼슘(탄산칼슘 정)	86, 160
calcium citrate 구연산칼슘(칼테오 정)	86
candesartan 칸데사르탄(아타칸 정)	33
captopril 캅토프릴(카프릴 정)	32
carbamazepine 카바마제핀(테그레톨 정, 테그레톨씨알 정)	196
carvedilol 카르베딜롤(딜라트렌 정)	32
cefaclor 세파클러(세파클러 캡셀)	130
cefadroxil 세파드록실(세파드록실 캡셀)	130
cefixime 세픽심(슈프락스 캡셀)	130
cefprozil 세프로질(세프질 정)	130

약물명 색인

celecoxib 쎄레콕시브(쎄레브렉스 캡셀)   108
cephradine 세프라딘(세프라딘 캡셀)   130
cetirizine 세티리진(지르텍 정)   176
chlorpheniramine 클로르페니라민(페니라민 정)   176
cimetidine 시메티딘(타가메트 정)   160
ciprofloxacin 시프로플록사신(씨프로바이 정)   131
citalopram 시탈로프람(시탈로프람 정)   218
clarithromycin 클래리스로마이신(클래리시드 정)   130
colchicine 콜키신(콜킨 정)   122

D

diazepam 디아제팜(바리움 정)   206
diclofenac 디클로페낙(디클로페낙 정)   108
digoxin 디곡신(디곡신 정, 라녹신 정)   54
diltiazem 딜티아젬(헤르벤 정)   33
diphenhydramine 디펜히드라민(단자민 정)   176
docusate 도큐세이트(복합제)   168
doxycycline 독시사이클린(독시사이클린 캡셀)   130
doxylamine 독실아민(자미실 정)   176

E

enalapril 에날라프릴(에나프린 정)   32
erythromycin 에리스로마이신(에릭 캡셀)   130
escitalopram 에스시탈로프람(렉사프로 정)   218
esomeprazole 에스오메프라졸(넥시움 정)   160
ethinyl estradiol 0.02mg/desogestrel 0.15mg
에티닐에스트라다이올/디소제스트렐(머시론)   100
ethinyl estradiol 0.02mg/drospirenon 3mg
에티닐에스트라다이올/드로스피레논(야즈)   100
ethinyl estradiol 0.03mg/levonorgestrel 0.15mg
에티닐에스트라다이올/레보노르제스트렐(미니보라30)   100

약물명 색인

F

famotidine 파모티딘(파모티딘 정)	160
felodipine 펠로디핀(스프렌딜 정)	33
ferric gluconate 글루콘산제이철(훼리탑 캡셀)	94
ferric hydroxide-polymaltose 수산화제이철폴리말토스(훼럼포라 정)	94
ferrous glycine sulfate 황산철글리신(헤모콘틴 정)	94
ferrous sulfate 황산제일철(훼로바-유 서방정)	94
fexofenadine 펙소페나딘(알레그라 정, 펙소나딘 정)	176
fluconazole 플루코나졸(디푸루칸 캡셀)	150
fluoxetine 플루옥세틴(푸로작 캡셀)	218
fluvastatin 플루바스타틴(레스콜 캡셀)	21
fluvoxamine 플루복사민(듀미록스 정)	218
fosinopril 포시노프릴(모노프릴 정)	32
furosemide 푸로세미드(라식스 정)	33

G

glibenclamide 글리벤클라마이드(유글루콘 정)	62
glimepiride 글리메피리드(아마릴 정)	62
glipizide 글리피짓(디아미크롱 정)	62
glycerin 글리세린(농글리세린 액)	168
griseofulvin 그리세오풀빈(훌비신 정)	150

H

HCTZ 하이드로클로르티아지드(다이크로짇 정)	33

I

ibandronate 이반드로네이트(본비바 정)	78
ibuprofen 이부프로펜(부루펜 정, 부루펜 시럽)	108
indomethacin 인도메타신(인도메타 캡셀)	108
isoniazid, INH 이소니아짇(유한짓 정)	142
itraconazole 이트라코나졸(스포라녹스 캡셀)	150

234

약물명 색인

K

ketoconazole 케토코나졸(니조랄 정, 니조랄 크림/연고/샴푸)	150

L

lactulose 락툴로스(듀파락 시럽)	168
lansoprazole 란소프라졸(란스톤 LFDT 정, 란스톤 캡셀)	160
levocetirizine 레보세티리진(씨잘 정)	176
levodopa, L-dopa 레보도파	190
levofloxacin 레보플록사신(크라비트 정)	131
levonorgestrel 0.75mg 레보노르제스트렐(레보노민)	100
levothyroxine 레보티록신(씬지로이드 정)	72
lisinopril 리시노프릴(제스트릴 정)	32
lithium 리튬(탄산리튬 정)	212
loratadine 로라타딘(클라리틴 정)	176
lorazepam 로라제팜(아티반 정)	206
losartan 로자탄(코자 정)	33
lovastatin 로바스타틴(메바코 정)	21

M

magnesium citrate 구연산마그네슘(판토마그정(복합제))	160
magnesium hydroxide 수산화마그네슘(마그밀 정)	168
magnesium oxide 산화마그네슘(산화마그네슘 정)	160, 168
metformin 메트포민(글루코파지, 글루코파지 XR)	62
metoprolol 메토프로롤(베타록 정)	32
metronidazole 메트로니다졸(후라시닐 정)	131
mineral oil 미네랄 오일(미네랄 오일)	168
minocycline 미노사이클린(미노씬 캡셀)	130
moexipril 모엑시프릴(유니바스크 정)	32

N

naproxen 나프록센(낙센 정)	108
nateglinide 나테글리나이드(파스틱 정)	62

약물명 색인

nicardipine 니카르디핀(페르디핀 정) 33
nifedipine 니페디핀(아달라트 오로스 정, 아달라트 연질 캡셀) 33
nizatidine 니자티딘(액시드 캡셀) 160

O
ofloxacin 오플록사신(타리비드 정) 131
omeprazole 오메프라졸(로섹 캡셀, 라메졸 캡셀) 160

P
pantoprazole 판토프라졸(판토록 정) 160
paroxetine 파록세틴(세로자트 정, 팍실CR 정) 218
perindopril 페린도프릴(아서틸 정) 32
phenobarbital 페노바르비탈(페노바르비탈 정) 196
pioglitazone 피오글리타존(액토스 정) 62
piroxicam 피록시캄(피록시캄 캡셀) 108
pravastatin 프라바스타틴(메바로친 정) 21
probenecid 프로베네시드(베네미드 캡셀) 122
propranolol 프로프라놀올(인데놀 정) 32
psyllium husk 차전자피(무타실) 168

Q
quinapril 퀴나프릴(아큐프릴 정) 32

R
rabeprazole 라베프라졸(파리에트 정) 160
ramipril 라미프릴(트리테이스 정) 32
ranitidine 라니티딘(잔탁 정) 160
repaglinide 레파글리나이드(노보넘 정) 62
risedronate 리세드로네이트(악토넬 정) 78
rosuvastatin 로수바스타틴(크레스토 정) 21
roxithromycin 록시스로마이신(록시스로마이신 정) 130

약물명 색인

S

sertraline 설트랄린(졸로푸트 정)   218
simvastatin 심바스타틴(조코 정)   21
sitagliptin 시타글립틴(자누비아 정)   62
sodium phosphate 인산나트륨(솔린액오랄)   168
spironolactone 스피로노락톤(알닥톤 정)   33
sulfamethoxazole/trimethoprim 설파메톡사졸/트리메토프림(박트림 정)   130

T

terbinafine 테르비나핀(라미실 정, 라미실 연고)   150
tetracycline 테트라사이클린(테트라사이클린 캅셀)   130
theophylline 테오필린(유니필 서방정)   182
torasemide 토라세미드(토렘 정)   33
triazolam 트리아졸람(할시온 정)   206

V

valsartan 발사르탄(디오반 정)   33
verapamil 베라파밀(베렐란 서방캅셀)   33
vildagliptin 빌다글립틴(가브스 정)   62

W

wafarin 와파린(와르파린 정)   46

Z

zolpidem 졸피뎀(스틸녹스 정, 스틸녹스CR 정)   226

부록 1 한국인 영양섭취기준-다량영양소(한국영양학회, 2010년)

성별	연령	체위 기준치		에너지 (Kcal)	탄수화물 (g)	지방 (g)
		신장(Kcal)	체중(Kg)	필요추정량	충분섭취량	충분섭취량
영아	0~5(개월)	61.9	6.5	500	55	25
	6~11	72.3	9.1	700	90	25
유아	1~2(세)	85.9	12.2	1,000		
	3~5	102	16.3	1,400		
남자	6~8(세)	122	23.8	1,600		
	9~11	138	34.5	1,900		
	12~14	159	49.6	2,400		
	15~18	172	63.8	2,700		
	19~29	173	65.8	2,600		
	30~49	170	63.6	2,400		
	50~64	166	60.6	2,200		
	65~74	164	59.2	2,000		
	75 이상	164	59.2	2,000		
여자	6~8(세)	120	22.9	1,500		
	9~11	138	32.6	1,700		
	12~14	155	46.5	2,000		
	15~18	160	53	2,000		
	19~29	160	56.3	2,100		
	30~49	157	54.2	1,900		
	50~64	154	52.2	1,800		
	65~74	151	50.2	1,600		
	75 이상	151	50.2	1,600		
임신부				+0/340/450*		
수유부				+320		

* 임신 3분기별 부가량

부록 1 한국인 영양섭취기준-다량영양소(한국영양학회, 2010년)

n-6 불포화 지방산(g)	n-3 불포화 지방산(g)	단백질 (g)			식이섬유 (g)	수분 (ml)
충분섭취량	충분섭취량	평균필요량	권장섭취량	충분섭취량	충분섭취량	충분섭취량
2.0	0.3			9.5		700
4.5	0.8	9.8	13.5			800
		12	15		12	1,100
		15	20		17	1,400
		20	25		19	1,800
		30	35		23	2,000
		40	50		29	2,300
		45	55		32	2,600
		45	55		31	2,600
		45	50		29	2,500
		40	50		26	2,200
		40	50		26	2,100
		40	50		26	2,100
		20	25		18	1,700
		30	35		20	1,800
		40	45		24	2,000
		40	45		24	2,100
		35	45		25	2,100
		35	45		23	2,000
		35	45		20	1,900
		35	45		20	1,800
		35	45		20	1,800
9	2.1	+12	+15		+5	+200
10	2.4	+25	+30		+5	+700

부록 2 식품군별 대표식품의 1인 1회 분량

〈사〉 한국영양학회, 한국인 영양섭취기준 개정판, 2010〉

식품군	1인 1회 분량
곡류	밥 1공기(210g), 국수 1대접(건면 100g), 식빵(대) 2쪽(100g), 감자(중) 1개(130g)*, 씨리얼 1접시(40g)*
고기·생선 계란·콩류	육류 1접시(생 60g), 닭고기 1조각(생 60g), 생선 1토막(생 60g), 달걀 1개(생 60g), 두부 2조각(80g), 콩(20g)
채소류	콩나물 1접시(생 70g), 시금치나물 1접시(생 70g), 배추김치 1접시(40g), 오이소박이 1접시(생 60g), 버섯 1접시(생 30g), 물미역 1접시(생 30g)
과일류	사과(중) 1/2개(100g), 귤(중) 1개(100g), 참외(중) 1/2개(200g), 포도(중) 15알(100g), 오렌지 주스 1/2컵(100g)
우유·유제품류	우유 1컵(200g), 호상요구르트 1/2컵(200g), 액상요구르트 3/4컵(150g), 아이스크림 1/2컵(100g), 치즈 1장(20g)*
유지·당류	식용유 1작은술(5g), 버터 1작은술(5g), 마요네즈 1작은술(5g), 설탕 1큰술(10g), 커피믹스 1봉(12g)

* 다른 식품들 1회 분량의 1/2 에너지를 함유하고 있으므로 식단 작성시 0.5회로 간주함.